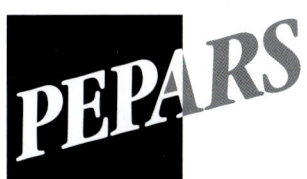 

【ペパーズ】
編集企画にあたって…

　美容外科を標榜していなければ，形成外科の診療では「肝斑」の診察をすることはほぼないと思われますが，それでも多くの教科書，雑誌などからの情報で「肝斑に対するレーザー治療は禁忌である」という知識は持っていると思います．筆者も長い間，外用，内服，UVケアおよび洗顔方法などの治療を行ってきましたが，改善はするもののすべてに満足のいくものではなく，残存する症例もありました．レーザーが禁忌ということもあり，このような症例に対しては，患者さんに"今の継続を"強調した説明を行い，次のステップに進もうとはしませんでした．

　2008 年 3 月バンコクの Polnikorn 医師の病院を訪れて，1064 nm の Q スイッチ Nd：YAG レーザー（QsNd：YAG）を表皮の病変に使用する方法を学びました．当時は，QsNd：YAG を刺青の治療に多用し，表皮の治療をする場合には半波長の 532 nm を用いていました．一部では，カーボンを用いた方法で rejuvenation の治療が行われていましたが，治療間隔も IPL 同様に 1 か月に 1 回の治療でした．2008 年に肝斑へのレーザー治療を開始し，2008 年，筆者が会長を務めている「日本美容抗加齢医学会」で，筆者が知る限りでは日本で初めて，「肝斑治療」をテーマとしたパネルディスカッションを行い，筆者は肝斑に対するレーザートーニングを報告しました．その後は，美容外科，美容皮膚科でも肝斑治療が注目され，パネルやシンポジウムで多数取り上げられるようになりました．また，日本形成外科学会でも 2013 年の総会でパネルディスカッションが組まれ，筆者も報告しました．その後，雑誌で特集が組まれましたが，残念ながら原稿依頼はありませんでした．今回，このような編集企画をいただき非常に感謝しています．

　肝斑はまだまだ不明な点が多く，レーザー治療もそのエビデンスが画一化されているわけではありませんが，現状，肝斑に対するレーザートーニングのエビデンスレベルは C1 です．レーザートーニングを始めて 8 年，肝斑治療の現状，新たなメラニン治療の一歩として特集を組ませていただきました．

2016 年 2 月

山下理絵

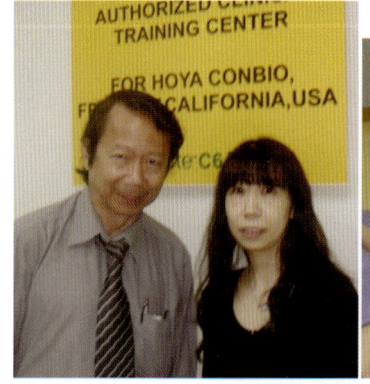 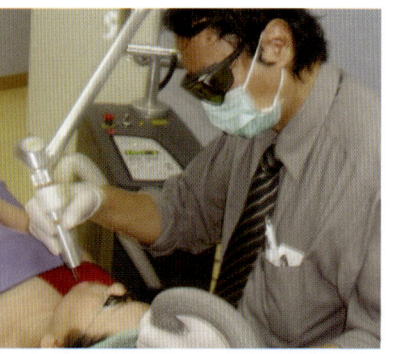

バンコクのクリニックで
Polnikorn 医師と
2008 年 3 月 19 日

KEY WORDS INDEX

和 文

― あ 行 ―
炎症 73
炎症後色素沈着症 22,79

― か 行 ―
加齢性混在型色素斑 1,27
肝斑 1,13,18,27,40,46,53,59,
　65,73,79
Qスイッチ Nd：YAG レーザー
　　　　　　　　　　　　27
Qスイッチレーザー 1
共焦点反射顕微鏡 13
化粧品皮膚炎 22
抗酸化 65
後天性真皮メラノサイトーシス
　　　　　　　　　　22,27
抗プラスミン作用 18
こすりすぎ 73

― さ 行 ―
紫外線 13
色素脱失 53
線維芽細胞 59

― た 行 ―
脱色素斑 40
低出力Qスイッチ Nd：YAG レー
　ザー 40,46
トップハット型 Q-Nd：YAG レー
　ザー 53
トラネキサム酸 18
トラネキサム酸ナノパウダー 79
トレチノイン 22

― な 行 ―
日光性黒子 13

― は 行 ―
ハイドロキノン 22
白斑 65
バリア破壊 73

光老化 13
ピコ秒レーザー 53
プラスミン 18
保存的治療 73

― ま 行 ―
メラニン 46,59
メラノサイト 46
メラノソーム 46
メラノゾーム減少 40
毛細血管拡張 59

― ら 行 ―
両側性太田母斑様色素斑 13
レーザー治療 79
レーザートーニング 1,27,40,
　46,53,59,65
老人性色素斑 1,79

欧 文

― A・B ―
acquired dermal melanocytosis；
　ADM 22,27
aging complex pigmentation；
　ACP 1,27
antioxidation 65
anti-plasmin effect 18
barrier destruction 73
bilateral nevus Ota-like macule
　　　　　　　　　　　　13

― C・D ―
conservative treatment 73
cosmetic dermatitis 22
decreased melanosome 40

― F～I ―
fibroblast 59
hydroquinone 22
inflammation 73
Intense Pulsed Light；IPL 1

― L・M ―
laser toning；LT 1,27,40,46,
　53,59,65
laser treatment 79
leukoderma 53
low-fluence Q-switched 1,064-
　nm neodymium-doped yttrium
　aluminum garnet laser 46
low-fluence Q-switched Nd：
　YAG laser 40
low reactive level laser therapy；
　LLLT 65
melanin 46,59
melanocyte 46
melanosome 46
melasma 1,13,18,27,40,46,53,
　59,65,73,79
mottled hypopigmentation 40

― P・Q ―
photoaging 13
picosecond laser 53
plasmin 18
post-inflammatory hyperpigmen-
　tation；PIH 22,79
Q-switched laser 1
Q-switched Nd：YAG laser 27

― R・S ―
reflectance confocal microscopy
　　　　　　　　　　　　13
scrubbing 73
senile lentigines 1
senile lentigo 79
solar lentigo 13

― T～V ―
telangiectasia 59
top-hat Q-Nd：YAG laser 53
tranexamic acid 18
tranexamic acid nano particle
　powder 79
tretinoin 22
ultraviolet 13
vitiligo 65

WRITERS FILE

ライターズファイル（五十音順）

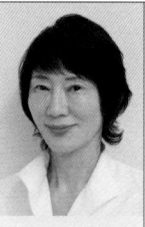

榎堀みき子
（えのきぼり　みきこ）

1982年	滋賀医科大学卒業 同大学外科学第二講座入局
1985年	滋賀県立成人病センター麻酔科
1989〜95年	滋賀医科大学薬理学講座，研究生
1995年	三菱京都病院麻酔科
1999年	城北病院美容皮膚科
2001年	みずき皮フ科クリニック開業

黄　聖琥
（こう　せいこ）

2002年	横浜市立大学医学部卒業 同大学医学部附属病院，初期臨床研修
2004年	同大学形成外科入局
2013年	同大学附属市民総合医療センター形成外科，助教
2014年	KO CLINIC for Anti-aging 開設

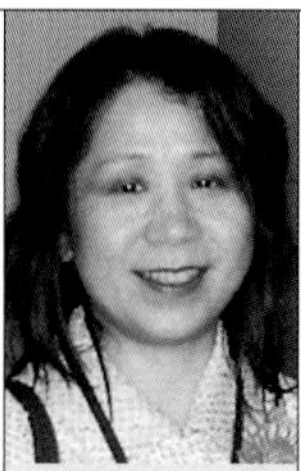

船坂　陽子
（ふなさか　ようこ）

1984年	神戸大学卒業
1988年	同大学大学院修了，医学博士 同大学皮膚科，助手 大阪厚生年金病院皮膚科
1989〜91年	米国エール大学皮膚科留学
1996年	神戸大学付属病院皮膚科，講師 米国シンシナティ大学皮膚科留学（文部省短期在外研究員，2か月）
2009年	神戸大学皮膚科，准教授
2010年	日本医科大学皮膚科，准教授
2014年	同，教授

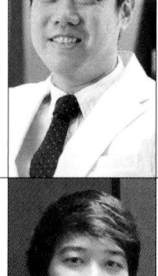

加王　文祥
（かおう　ぶんしょう）

1987年	昭和大学卒業 同大学形成外科入局
1991年	同大学大学院修了
1995年	東大和病院形成外科，部長
2000年	昭和大学形成外科，助手
2000〜02年	米国カルフォルニア大学アーバイン校留学
2004年	昭和大学形成外科，講師
2006年	同大学豊洲クリニック美容・形成外科（兼任）
2011年	同大学医学部形成外科学教室，准教授
2014年	天神下皮フ科形成外科，副院長
2015年	同，院長

近藤　謙司
（こんどう　けんじ）

2003年	琉球大学卒業
2003年	岸和田徳洲会病院
2005年	湘南鎌倉総合病院形成外科・美容外科
2013年	同，医長 クリニーク・ラ・ブラージュ葉山抗加齢美容医学センター兼務

現在に至る

宮田　成章
（みやた　なりあき）

1990年	防衛医科大学校卒業 同大学形成外科入局
1997年	札幌医科大学形成外科入局 市立室蘭総合病院形成外科勤務
2000年	虎ノ門形成外科・皮ふクリニック
2004年	みやた形成外科・皮ふクリニック開設

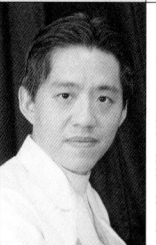

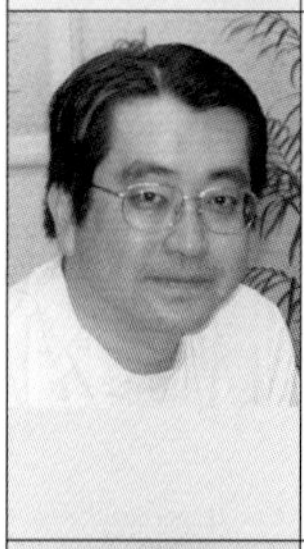

葛西健一郎
（かさい　けんいちろう）

1986年	京都大学卒業 同大学形成外科入局
1987年	関西医科大学形成外科
1988年	同，助手
1992年	葛西形成外科開業

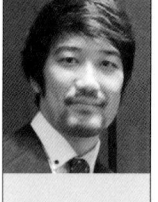

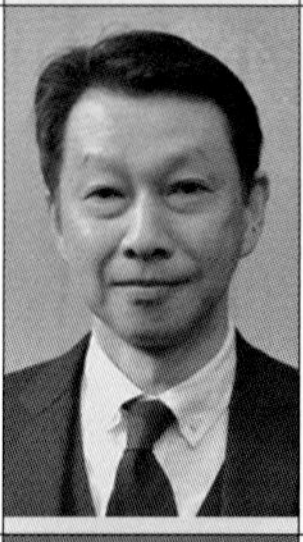

中野　俊二
（なかの　しゅんじ）

1982年	久留米大学医学部卒業 同大学皮膚科研修
1984〜86年	米国カリフォルニア州立大学サンフランシスコ校に留学
1992年	久留米大学形成外科
1993年〜	中野医院 久留米大学，非常勤講師
2011年7月〜	同大学医学部皮膚科，臨床教授
2012年8月〜	日本美容皮膚科学会，評議員

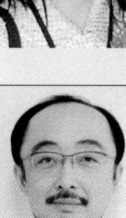

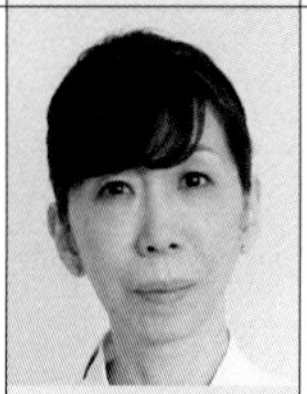

山下　理絵
（やました　りえ）

1985年	北里大学卒業 同大学形成外科入局
1990年	同大学救急センター形成外科，チーフ
1991年	同大学形成外科美容外科，チーフ
1994年	湘南鎌倉総合病院形成外科・美容外科，医長
2000年	同，部長 北里大学形成外科，講師
2004年	クリニーク・ラ・ブラージュ葉山，抗加齢美容医学センター長兼務

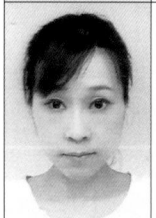

上中智香子
（かみなか　ちかこ）

1999年	和歌山県立医科大学卒業 同大学病院，臨床研修医
2001年	同大学皮膚科入局
2003年	りんくう総合医療センター 市立泉佐野病院皮膚科 和歌山県立医科大学附属病院皮膚科
2006年	同大学大学院修了
2007年	同大学統合的美容皮膚探索講座（寄附講座），助手
2008年	同病院皮膚科，助手
2010年	同病院光学的美容皮膚科講座（寄附講座），講師
2012年	

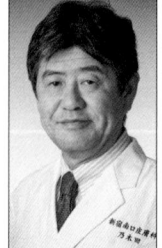

乃木田俊辰
（のぎた　としたつ）

1979年	熊本大学卒業 同大学皮膚科入局
1985年	東京大学皮膚科入局
1990年	東京女子医科大学皮膚科，講師
1993年	同，助教授 米国ハーバード大学病理学教室留学
2003年	新宿南口皮膚科，院長
2010年	東京医科大学皮膚科，兼任教授

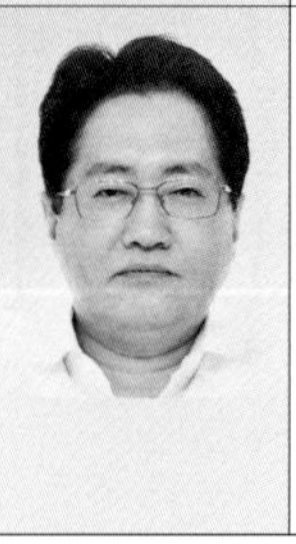

吉村浩太郎
（よしむら　こうたろう）

1985年	東京大学卒業 同大学医学部形成外科学教室入局
1990年	同大学形成外科，助手 日本形成外科学会専門医
1994年	東京大学形成外科 医学博士取得
1994〜95年	米国ミシガン大学留学
1998年	東京大学形成外科，講師
2015年	自治医科大学形成外科，教授

前付 3

CONTENTS

シミ・肝斑治療マニュアル
編集／湘南鎌倉総合病院部長　山下理絵

肝　斑

シミ治療の現状 ………………………………………………………………山下　理絵ほか　1
  シミ治療は，内服，外用，UVケアをベースに，レーザーおよびIPLなどのデバイスを使いこなすことが必要である．

肝斑の病態と鑑別診断 ………………………………………………………船坂　陽子　13
  最近次々と明らかにされてきた肝斑の病態について理解し，また鑑別疾患の理解を深めて正しく診断して治療にあたる．

肝斑治療

内服治療の選択：トラネキサム酸はなぜ効くか ………………………乃木田俊辰　18
  トラネキサム酸の内服による肝斑の治療効果とその薬理作用を解説した．

外用治療の選択：何をどう使うか …………………………………………吉村浩太郎　22
  トレチノイン・ハイドロキノン併用療法では，副作用を伴いながらも切れ味のよい治療効果を得るために，処方医が頻回に診察することにより患者の外用行為の管理・指導を的確に行うことが重要である．

レーザートーニングとは ……………………………………………………近藤　謙司ほか　27
  内服，外用しかなかった肝斑治療であったが，レーザートーニングという新しい方法で有効性を認めている．

レーザートーニング：エビデンスの現状 …………………………………加王　文祥　40
  肝斑のレーザートーニングは治療効果について肯定的な報告が多かった．副作用として色素増強，脱色素斑の報告を認めたが，高出力，高頻度の照射を伴う場合が多かった．

レーザートーニングの治療効果における病理組織学的検討 …………上中智香子ほか　46
  レーザートーニングでは，表皮や真皮上層に強い熱変性が生じることなく，表皮内メラニン顆粒とメラノサイトの樹状突起の数が減少し，第Ⅳ期メラノゾームの破壊を認める．

◆編集顧問/栗原邦弘　中島龍夫
◆編集主幹/百束比古　光嶋　勲　上田晃一

【ペパーズ】
PEPARS No.110/2016.2◆目次

レーザートーニングはなぜ効くか，私はこう考える(1) ……………中野　俊二　53
　　　従来の保存的方法では効果が乏しい肝斑患者は多い．レーザーによる治療が期待
　　　されている中，合併症として白斑は大きな問題である．白斑の発症機序解明と今
　　　後のレーザー治療の突破口を考えたい．

レーザートーニングはなぜ効くか，私はこう考える(2) ……………宮田　成章　59
　　　レーザートーニングの作用機序は明確ではないが，メラニンの分解・排泄促進な
　　　ど直接的な作用のみではなく，真皮線維芽細胞・血管などを含めた様々な因子が
　　　関与していることが考えられる．

レーザートーニングによる合併症の経験と対策 …………………………黄　聖琥ほか　65
　　　肝斑に対するトーニング治療で白斑を起こさないための照射法に関する対策，長
　　　期的な治療法としての対策について述べる．

肝斑の治療戦略：肝斑の本質を考慮した保存的治療の重要性 …………葛西健一郎　73
　　　肝斑の本質は外部刺激による慢性炎症性色素沈着症であるから，できるだけ炎症
　　　を抑制するようにする保存的治療が王道である．すべてのレーザー治療は，その
　　　刺激で肝斑を悪化させる危険があり禁忌である．

難治性肝斑の治療戦略 …………………………………………………………榎堀みき子　79
　　　メラニンを過剰に産生させないように注意して，表皮(や一部真皮)のメラニン色
　　　素を減量できれば，肝斑の色調はコントロールできる．レーザー治療であっても，
　　　工夫次第でそれは可能である．
　　　我々の施設では色素レーザーやKTPレーザーとQスイッチNd：YAGレーザー
　　　などを用いて，マイルドながら確実に皮内に沈積しているメラニン色素を取り除
　　　いて，美白効果を上げている．

　　　　　　　　　　　ライターズファイル ……………………………前付3
　　　　　　　　　　　Key words index ………………………………前付2
　　　　　　　　　　　掲載広告一覧 ………………………………………96
　　　　　　　　　　　PEPARS バックナンバー一覧 ……………94,95
　　　　　　　　　　　PEPARS 次号予告 …………………………………96

「PEPARS®」とは Perspective Essential Plastic
Aesthetic Reconstructive Surgery の頭文字よ
り構成される造語．

METRAS EyePatch
メトラスアイパッチ

レーザー治療※
光治療※のための新提案
貼るゴーグル

高い遮光率で安心・安全。今までにない、美容成分配合の遮光パッチ。
あらゆる治療にお使いください。

※ アイパッチに直接照射をしないで下さい。一部、対応できない機器があります。詳しくはお問い合わせ下さい。

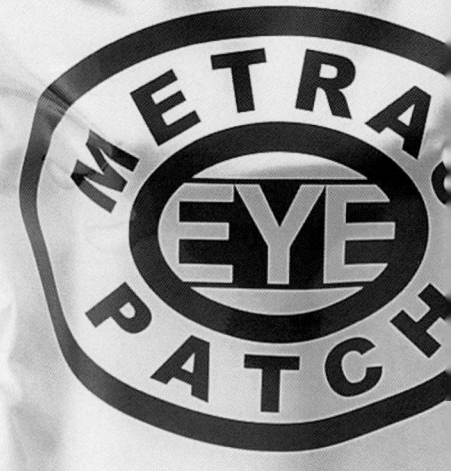

メトラスアイパッチ
100枚入り／50回分

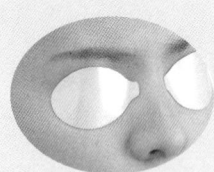

6種類の美容成分が、施術中の目元にハリと潤いをあたえます。

ビタミンA、ビタミンC、ビタミンE、植物性ビタミンK、植物性セラミド、甘草エキス

METRAS EyePatch の4層構造

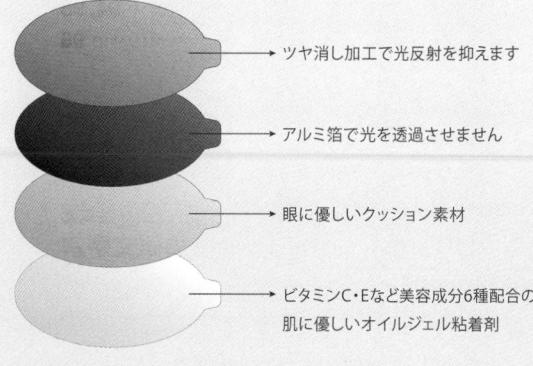

→ ツヤ消し加工で光反射を抑えます
→ アルミ箔で光を透過させません
→ 眼に優しいクッション素材
→ ビタミンC・Eなど美容成分6種配合の肌に優しいオイルジェル粘着剤

製品特徴

扱いやすいシートタイプ
- ゴーグル跡が残らない
- 眼の下にも照射可能
- 使い捨てなので清潔
- 隙間をつくらない

美容成分配合の粘着ジェル
- 施術と同時に目元エイジングケア
- 浸透力の高いオイルジェル
- まつ毛に優しい粘着力

※まつ毛エクステンションをされている場合は取れることがあります。

価格・パッケージともにリニューアルして登場です。サンプル・資料請求は下記までお問い合わせください。

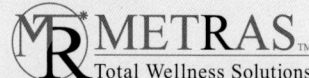
METRAS™ Total Wellness Solutions

TEL: **03-5794-8455**　FAX: **03-5794-8457**　info@metras.jp

メトラス株式会社　〒150-0022 東京都渋谷区恵比寿南1-2-11フォーシーズン恵比寿ビル8F　www.metras.jp

SPECTRA (レーザーメーカー ルートロニック社製 スペクトラ)

Q-switched Nd:YAG Laser

TAKE YOUR PRACTICE TO THE NEXT LEVEL

Multiple Laser Modes and Power Settings Maximize Treatment Options

With four distinct Q-switched mode wavelengths - 1064 nm, 532 nm, 585 nm, 650 nm, the robust Spectra has the versatility to provide your practice with a wide range of clinical options for treating your patients. Lutronic continually expands its treatment applications and the Spectra is the Q-switched Nd:YAG laser cleared for the treatment of melasma. The technically advanced Spectra system offers an edge over other lasers and provides enhanced clinical outcomes.

Applications

- Melasma
- Epidermal nevi
- Tattoo removal
- Active Acne
- Non-ablative resurfacing
- Pigmented and vascular lesions And more…

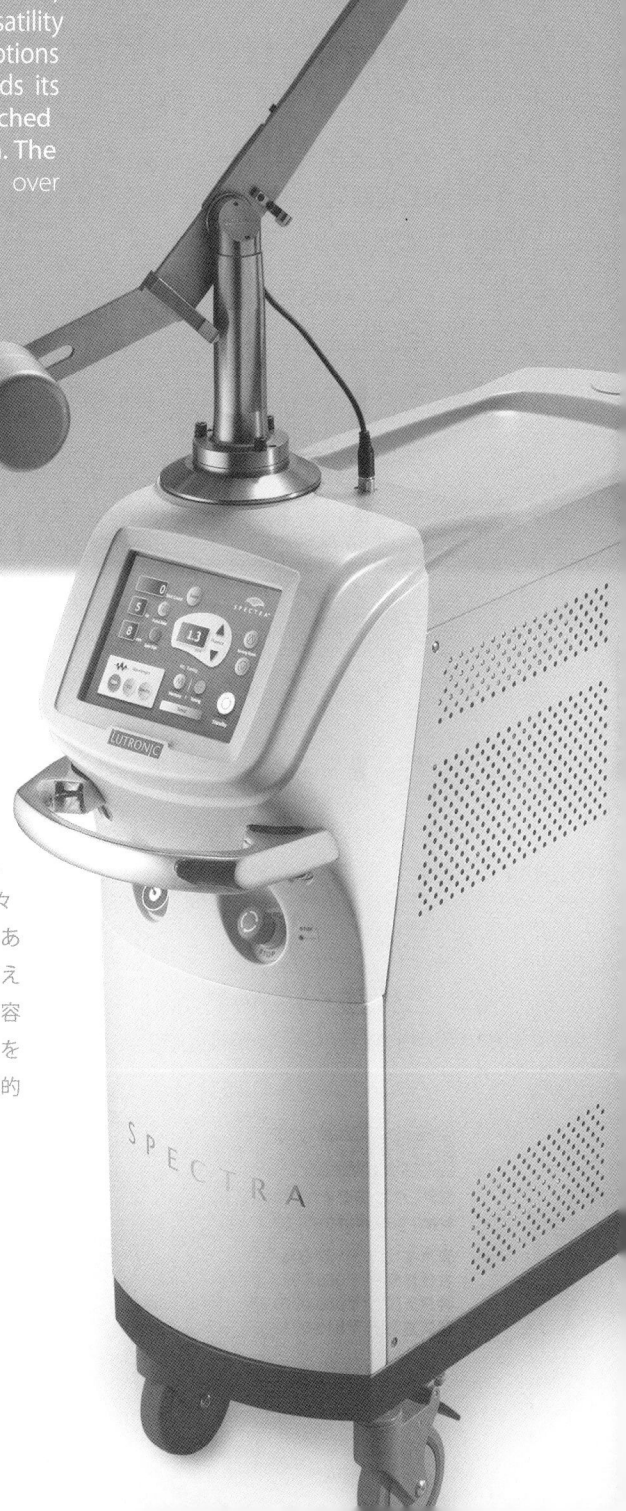

LUTRONIC®

ルートロニックは、韓国発アジア No,1 のレーザーメーカーです。市場が必要とする品質と技術を両立させ、世界 70 カ国以上の国々のお客様にルートロニック製品への高い満足度と厚い信頼を築きあげて参りました。ルートロニックの製品は、多種多様な治療に応えるべく高品質の機種を取り揃え、世界中の患者様に満足頂ける美容医療機器をご提供しております。また常に最先端治療エビデンスをご提供するために、医学界や美容分野の専門家と連携して、積極的投資を行い、永続的な技術革新を続けております。

LUTRONIC JAPAN

〒140-0002（Service Office）
東京都品川区東品川 2-3-12
シーフォートスクエアセンタービルディング 10F
Tel : 03-6433-3041　Fax : 03-6433-3042

〒812-0011　（Marketing Office）
福岡県福岡市博多区博多駅前 1-14-16
博多駅前センタービル 9F
Tel : 092-477-2755　Fax : 092-477-2756

Antera 3D
アンテラ 3D

皮膚の状態を簡単に計測・分析・評価

- メラニン・ヘモグロビンの濃度
- しわの深さ・幅
- 毛穴の数
- くぼみの容積
- CIE Lab値

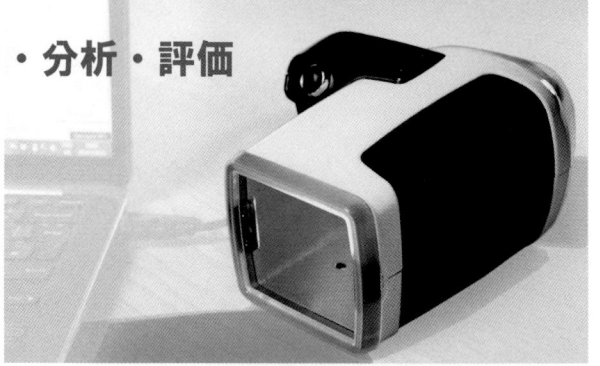

数秒のスキャンで簡単に計測
モードを切り替えて3Dビューで計測
顔以外の部位も計測
ビフォー＆アフターの比較

カラー
メラニン
ヘモグロビン
シワ
毛穴

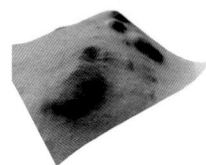
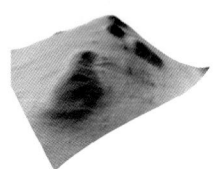

体積・容積の計測

CIE Lab値

GADELIUS

ガデリウス・メディカル株式会社
www.gadeliusmedical.com

東京本社　〒107-0052東京都港区赤坂 7-1-1 (青山安田ビル)　　TEL: 03-5414-8753　FAX: 03-5414-8756
札幌営業所　〒065-0024札幌市東区北 24 条東 15-4-10 (第 2 日弘ビル)　　TEL: 011-743-8870　FAX: 011-750-5660
神戸支店　〒650-0001神戸市中央区加納町 4-4-17 (ニッセイ三宮ビル)　　TEL: 078-331-6673　FAX: 078-331-6642
福岡営業所　〒810-0013福岡市中央区大宮 1-4-34(五常物産ビル)　　TEL: 092-522-2988　FAX: 092-522-2895

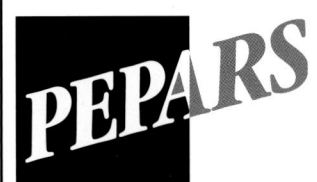

◆特集／シミ・肝斑治療マニュアル
肝斑
シミ治療の現状

山下理絵[*1]　近藤謙司[*2]

Key Words：加齢性混在型色素斑(aging complex pigmentation；ACP)，老人性色素斑(senile lentigines)，肝斑(melasma)，Qスイッチレーザー(Q-switched laser)，Intense Pulsed Light；IPL，レーザートーニング(laser toning)

Abstract　医学的には，シミは肝斑であると記述している成書がほとんどである．しかし，患者が訴えるシミは，肝斑に限らず，老人性色素斑，脂漏性角化症，後天性両側性太田母斑様色素斑，太田母斑，雀卵斑など様々な疾患がある．シミは後天性のメラニン色素の増強であるが，上記のような疾患が存在し，さらに混在している場合も多い．このため，正しい臨床診断，そして適切な治療を選択することが重要である．筆者は，太田母斑や扁平母斑などの色素異常疾患を除いた，後天性の加齢に伴うシミを，aging complex pigmentation(ACP)と称して，治療プロトコールを作り治療を行っている．黄色人種のシミ治療を安全に，より非侵襲的に行うために，内服，外用，UV ケアなどのプレトリートメントにより，表皮のメラニン代謝の促進，抗酸化治療を最初に行う．その後，残存するシミに対して機器を使用した治療を行っている．

はじめに

シミは医学用語ではない．数年前までは，論文にシミと書くと赤字で医学用語ではないと添削された．しかし，美容外科，美容皮膚科のニーズが広がると，そういうわけにもいかず，現状では学会発表および論文でもシミという言葉を使用している．また，教科書によっては，医学的にシミは肝斑であると記述されているが，それ自体も変えるべきであろう．シミは後天性のメラニン色素の増強であるが，いくつかの疾患が存在し，加齢とともに混在してくることが多い．このため筆者は，太田母斑や扁平母斑などの先天性の色素異常疾患を除いた後天性の加齢に伴うシミを，加齢性混在型色素斑(aging complex pigmentation；ACP)と称し，プロトコールを作り治療を行っている[1]．しかし，患者が訴えるシミの中には，いまだに太田母斑，扁平母斑が存在している事実もある．本来，皮膚の疾患は病理組織学的所見を非常に重要視するが，美容，自費で受診した患者に対して，診断のために生検をすることは非常に難しい．そのため，視診が非常に重要になるので，必ず化粧を落とした素顔の状態で診察を行い，存在するシミを正しく臨床診断し，適切な治療を選択することが重要である．PEPARS No.7 特集「皮膚のレーザー治療のコツ」(2006 年 1 月号)でシミ治療を執筆させていただいたが[2]，それから 10 年が経過した．継続している治療もあり，新たに加わった治療もある．本稿では，シミ治療の現状に関して述べる．

シミ治療のアプローチ

1．診断の方法

A．問診で確認していること

- 初発年齢
- 生理の有無，生理痛の有無
- 生理周期，生理周期による症状の状態変化
- 子宮，卵巣の疾患の有無

[*1] Rie YAMASHITA，〒247-8533　鎌倉市岡本1370-1　湘南鎌倉総合病院形成外科・美容外科，部長
[*2] Kenji KONDO，同，医長

表 1. 肝斑と ADM の診断

		肝 斑	ADM
部位	頬部	あり	あり
	前額部	多い(中心部に多い)	少ない(側面に多い)
	鼻の下	あり	なし
	鼻翼	なし	あり
	眼周囲	なし	あり(少ない)
形状		地図状	直径 3~5 mm 程度の円形が多発
色調		薄茶色から濃茶色	灰薄茶色
季節による変化		あり(夏に悪化)	なし
妊娠による変化		あり(悪化)	なし
生理周期による変化		あり(高温期に悪化)	なし

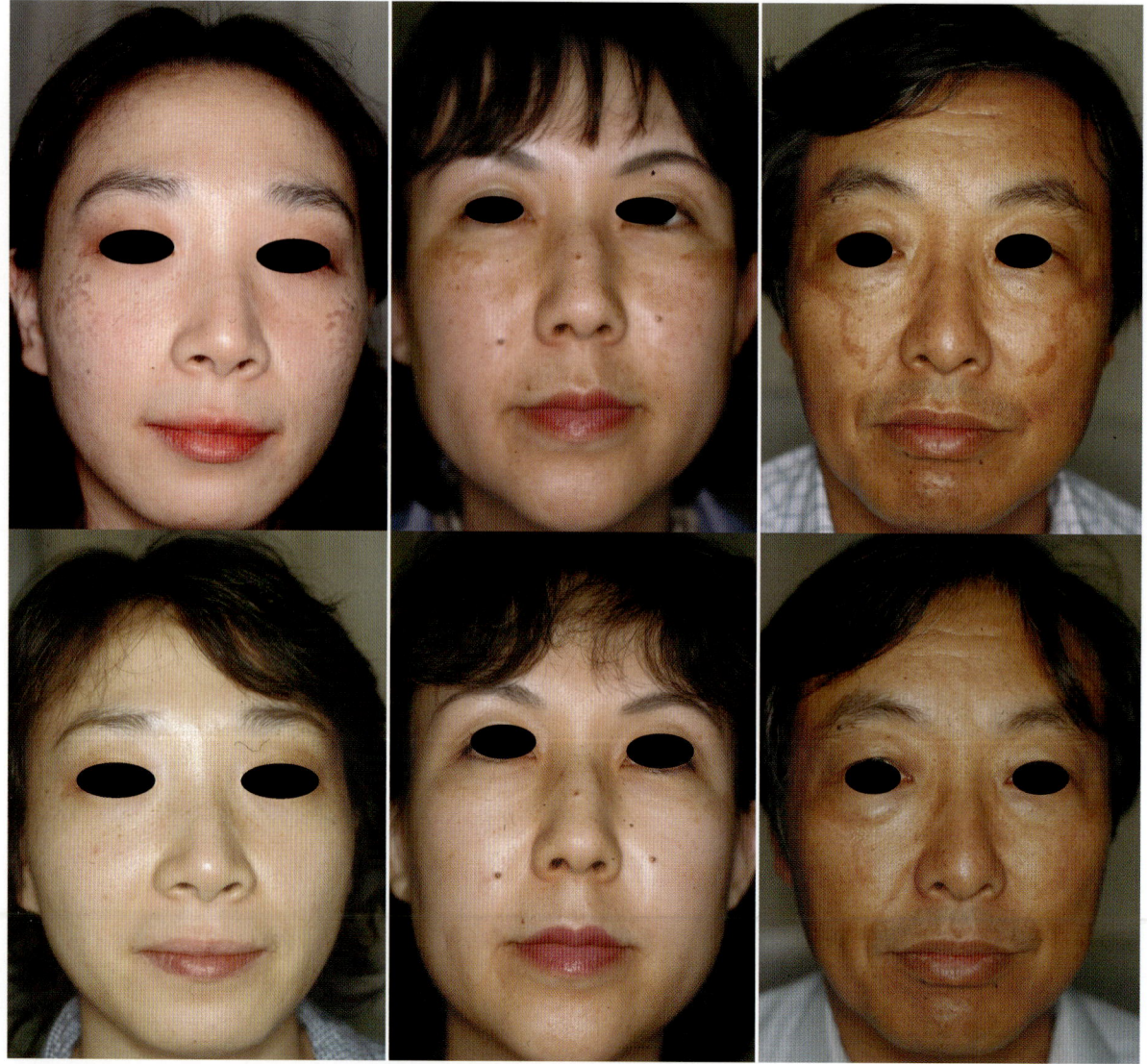

図 1. ADM と肝斑の診断：初診時
a：ADM　　　上：初診時　下：治療後．Q スイッチルビーレーザー治療 3 回
b：肝斑　　　上：初診時　下：治療後．トラネキサム酸内服 3 か月
c：男性肝斑　上：初診時　下：治療後．トラネキサム酸内服 1 か月

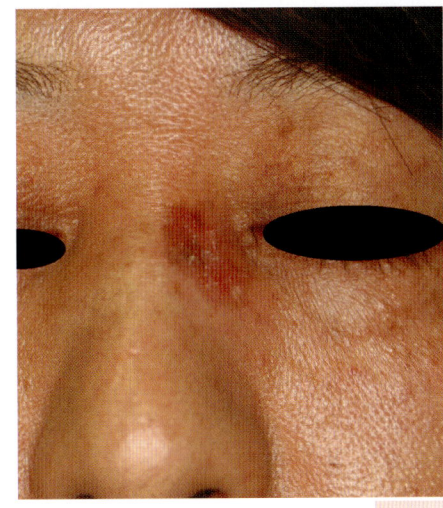
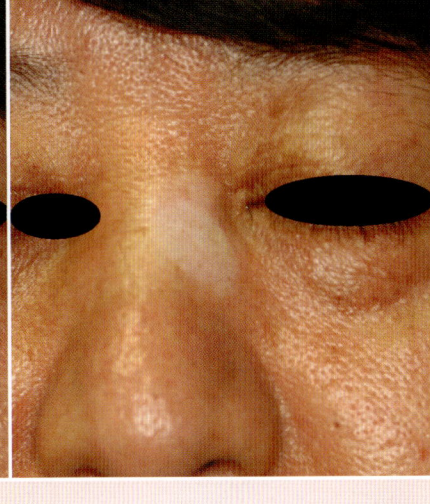
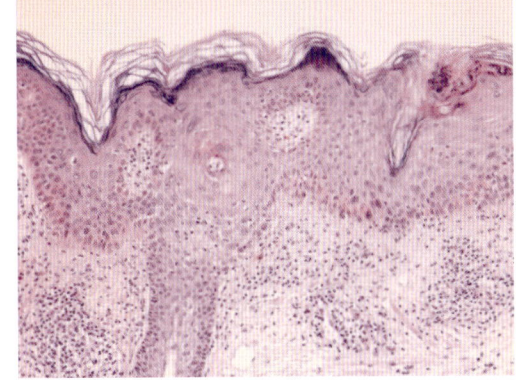

図 2.
日光角化症の診断
シミを主訴に受診．視診，組織検査で日光角化症の診断．炭酸ガスレーザーおよび Q スイッチルビーレーザーで治療後．遮光テープを継続している．
　a：治療前
　b：治療後 3 年
　c：病理組織：HE 染色（×40）．Hypertrophic type 異形成を持つ角化細胞の増殖がみられる．

- 内服（抗凝固剤，金製剤，ピル），外用している薬剤
- 妊娠，出産の既往
- 妊娠時の皮膚の変化
- 趣味，アウトドア作業の状況
- UV ケアの状況，いつから始めたか
- クレンジング，洗顔方法
- アレルギーの有無
- 今までの美容治療歴

B．視　診

- 皮膚：顔だけでなく，露出している頸部，手背，頭髪の状態
- 着ているもの（特に夏の場合）や持っているもの（日傘や帽子）

C．機器による診断

ロボスキンアナライザーや VISIA® Evolution を用いている．特に，視診で確認できないような薄い肝斑も UV 写真で確認ができる．診断に出資をするかが問題になるが，患者への説明には有用である．また，このような機器がなくとも，初診時の写真撮影は必ず行うべきである．

誤診しやすい疾患

1．肝斑と後天性真皮メラノサイトーシス（acquired dermal melanocytosis；ADM）

いずれも両側性に生じる．発生部位は，肝斑は頰部，前額部，鼻下部に存在するが，上下眼瞼には生じない．肝斑の発生部位に関しては，男性型禿頭の好発部位にホルモン受容体が存在しているように，筆者は女性ホルモン受容体が好発部位のメラノサイトに存在すると考えている．一方 ADM は，頰部，前額部の他，上下眼瞼に生じ，鼻翼や鼻根部にも生じる．色調は，肝斑は薄茶色から濃茶色，ADM は茶に灰色が混ざったような色である．肝斑は夏に悪化し，紫外線の影響を受ける．また，生理周期，妊娠などによる変化がある．ADM はホルモンや紫外線の影響をほとんど受けない（表 1）．性差は，肝斑は男性にも存在するが，筆者は男性の ADM を診察した経験はない．肝斑はトラネキサム酸の内服，ADM はレーザー治療が第一選択であり，逆の治療をすると，肝斑は悪化，ADM は症状の改善がないため，この 2 つの診断は重要である（図 1）．

2．老人性色素斑（脂漏性角化症）と日光角化症

老人性色素斑は良性の疾患であり，日光角化症は前癌病変である．類似しているため視診で診断が困難なこともある．確定診断には組織生検を要する（図 2）．また，形成外科医であってもダーモ

表 2. ACP 治療のプロトコール(RIE YAMASHITA M.D.)

1. プレトリートメント：2 か月間
   内 服：トラネキサム酸：1,500 mg/day
        ビタミン C ：3,000 mg/day
        ビタミン E ：600 mg/day
   外 用：5％ビタミン C ローション，1％コウジ酸・2％トラネキサム酸クリーム
        APPS フラーレンローション，5％ハイドロキノン軟膏
        UV ケア
   点 滴：高濃度ビタミン C，トラネキサム酸，タチオン(希望者のみ)
2. その後の機器を用いた治療
   肝 斑：1064 nm Q スイッチ Nd：YAG レーザー・レーザートーニング：1 週間に 1 回…4～5 回
        1064 nm ロングパルス YAG レーザー・レーザーピーリング：1 か月に 1 回…4～5 回
   老人性色素斑・雀卵斑合併：Q スイッチルビーレーザー，532 nm Q スイッチ YAG レーザーや光治療なども使用
   脂漏性角化症：炭酸ガスレーザー

スコープによる診断を導入した方がよい．しかし，脂漏性角化症が炎症を起こした場合は，視診での診断が難しい場合が多い．このような場合はまず，ステロイドの外用を 2 週間，そして紫外線防御のテーピングを行い，炎症が落ち着き，視診で脂漏性角化症の診断がつけば，経過をみながら治療を行う．老人性色素斑も同様で，色素斑の上に角化した部位がある場合も，同様の治療から始めるとよい．組織生検は炎症が落ち着いてから行った方が，誤診が少ない．いずれの疾患もレーザー治療の適応となる．

加齢性混在型色素斑(ACP)のプロトコール

皮膚の状態にもよるが，基本的に 20 代から 30 代前半，および 70 代以降を除いた年齢の初診時には，ACP 治療のプロトコールに則り治療を開始する(表 2)．

ビタミン C：3,000 mg，ビタミン E：600 mg，トラネキサム酸：1,500 mg の内服，自家製剤である 5％ビタミン C ローション，1％コウジ酸＋2％トラネキサム酸クリーム，5％ハイドロキノン軟膏の外用をプレトリートメントし，2 か月間継続する．1 か月後に受診させ，効果，使用の状況，アレルギーやかぶれの有無，および薬剤の消費状況などを確認する．2 か月後にシミの消失状況を診察し，老人性色素斑や雀卵斑が残存している場合は，患者の希望があれば，Q レーザーや光治療，肝斑であれば Q スイッチ Nd：YAG レーザーを用いたレーザートーニング，脂漏性角化症であれば炭酸ガスレーザーなど，機器の治療の予定を立てる(図 3)．ただし，夏，紫外線に曝露しやすい時期に 1 回目の治療を行わないようにしている．

各種疾患の治療

各疾患の説明は省き，治療方法を述べる．

1．老人性色素斑

A．外用治療

当院では，自家製剤であるビタミン C ローション，フラーレンローション，コウジ酸，トラネキサム酸クリーム，ハイドロキノン軟膏などを使用している．外用治療だけで消失する症例も多い(図 4)．

B．レーザー治療

老人性色素斑は，1 回のレーザー治療で効果が得られることが多い．メラニン顆粒を有するケラチノサイトを破壊し，表皮を剝離することにより新生表皮が再生する．ただし，スキンタイプや光老化の状態により，レーザー治療までの経過が異なる．老人性色素斑はメラニンを標的とするが，使用するレーザーは，Q スイッチルビー(波長 694 nm)，Q スイッチアレキサンドライト(波長 755 nm)，半波長 Q スイッチ Nd：YAG(波長 532 nm)などがある．当院では，Q スイッチルビーレーザーを第一選択としている．治療時，希望患者には麻酔クリーム(EMLA®)を塗布している．実際の治療に用いた Q スイッチルビーレーザーのエネルギー密度は 4.8～5.5 J/cm^2 までで，症例ごとに適宜変更したが 5.0～5.2 J/cm^2 を最も多く用いた．レーザー装置のスポットサイズは 6 mm の

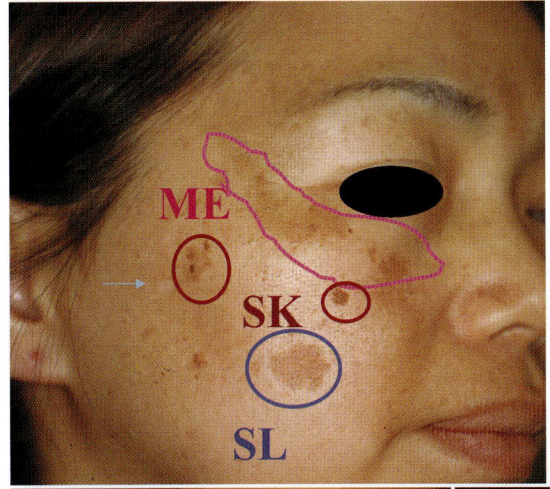

図 3.
加齢性混在型色素斑(ACP)
 a：加齢と共に，多種のシミが混在してくる．
  ME：肝斑
  SL：老人性色素斑
  SK：脂漏性角化症
  →：色素脱失
 b：治療前
 c：5 年の治療歴．内服・外用のプレトリートメント後，SL の部分のみ Q スイッチルビーレーザーで治療．その後も，内服・外用治療を継続している．

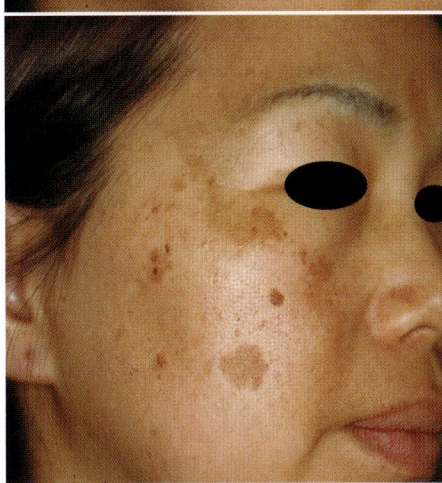
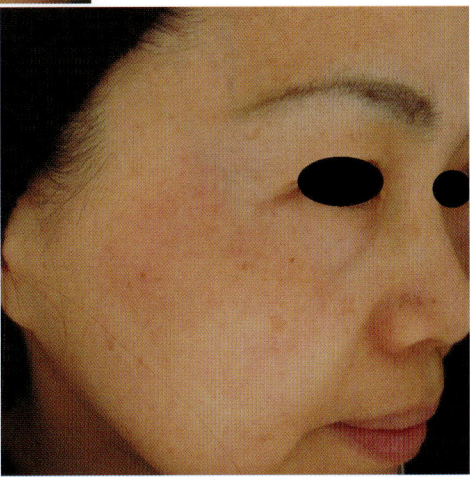

a	
b	c

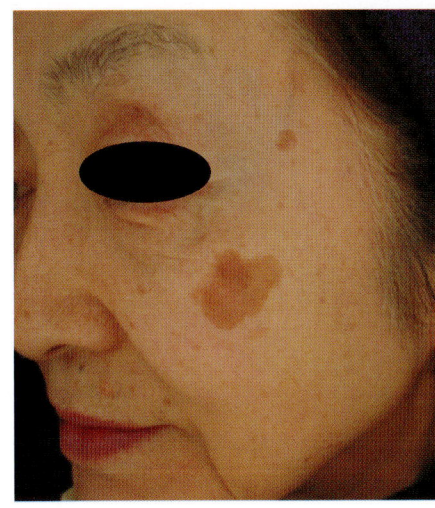
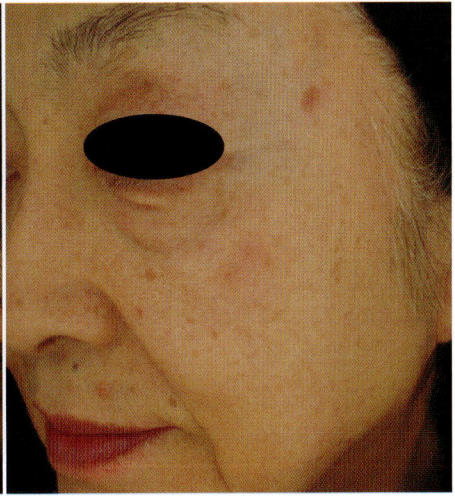

a | b

図 4. 老人性色素斑の外用治療
 a：治療前
 b：2 か月後．内服，外用，UV ケアにより改善

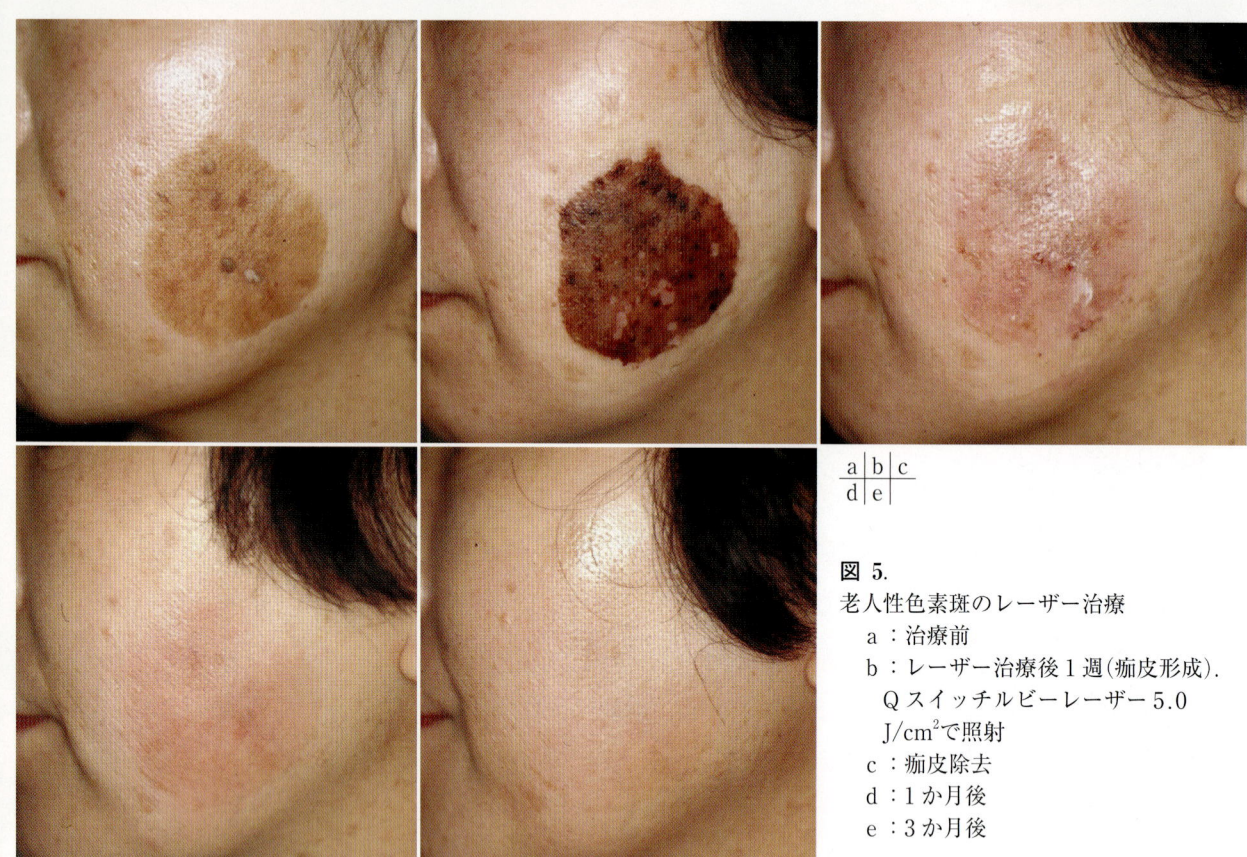

図 5.
老人性色素斑のレーザー治療
　a：治療前
　b：レーザー治療後1週(痂皮形成).
　　Qスイッチルビーレーザー5.0
　　J/cm^{2}で照射
　c：痂皮除去
　d：1か月後
　e：3か月後

円形である．照射はなるべく重ね打ちをせず，かつすき間があかないように，むらな照射にならないよう，丁寧に行う．照射部の被覆は，1週間ステロイド含有軟膏(エキザルベ®)を塗布したガーゼを使用し，遮光テープ(Micropore™)で覆う治療を患者の自己処置としている．照射日は洗顔を禁止し，照射翌日より洗顔を許可するが，痂皮が除去されないようにテープ上から洗顔を行うように指導し，洗顔後にテープを剥がし1日1～2回軟膏を外用させる．1週後の再診時には，レーザー照射部は痂皮化した状態である．痂皮はレーザー照射部の biological dressing として最良であるため，できれば自然に脱落するまで放置した方がよいが，痂皮に対する患者の不安やレーザー照射に残りがないかの確認のために，1週間で除去することもある．最も多く起こる合併症は，炎症後色素沈着症(post-inflammatory hyperpigmentation；PIH)である．当院の統計では48%に生じた．PIHの治療方法に関しては，トラネキサム酸の内服やハイドロキノンの外用が有効である．

C．光治療

現在は，波長520～1100 nm の LimeLight，波長500～635 nm の AcuTip™ 500 を用いている[3]．初回は，LimeLight を使用し，筆者は，Bモード，9 ms，8～10 J/cm^{2}で顔全体を照射する．初回から2～3週後に2回目の治療を行う．初回同様の治療を行った後，AcuTip™ 500 を 13～14 J/cm^{2}で濃いシミの上に重ね打ちをする．また，AcuTip™ 500 のみの使用で，レーザー治療と同様に狙い打ちをすることもある(図6)．レーザー治療では1回で色素斑の消失をみるのに反し，多数回必要であり，治癒までに時間がかかる．しかし，痂皮形成は生じるが，レーザー治療のようにテーピングは必要ないため，ダウンタイムが少ないことは利点である．また，PIHを起こす確率も低い．しかし，PIHを起こすこともあるので，出力設定は重要である．

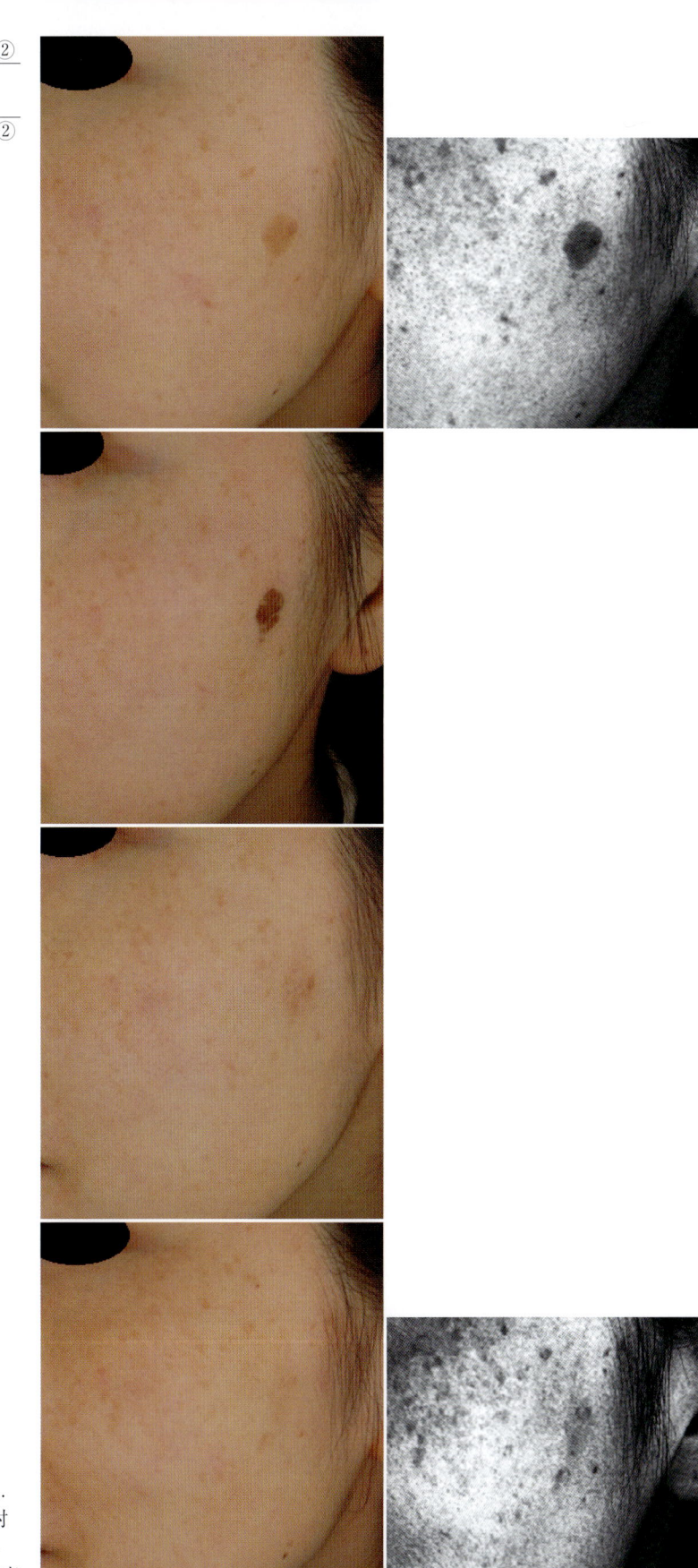

図 6.
老人性色素斑の光治療
　a：治療前．②UV 写真
　b：光治療後 1 週（痂皮形成）．
　　AcuTip™ 500 14 J/cm² で照射
　c：治療後 2 週．痂皮自然脱落
　d：3 回治療，1 年後．②UV 写真

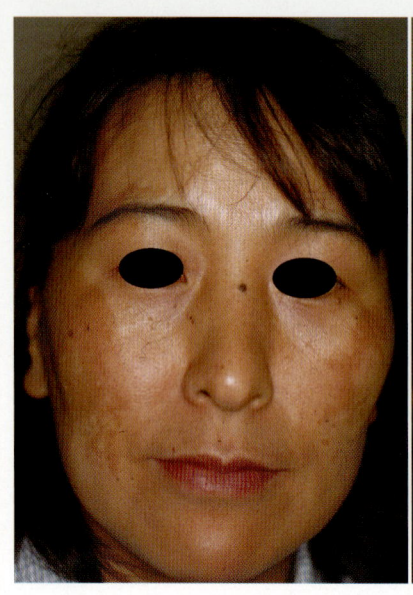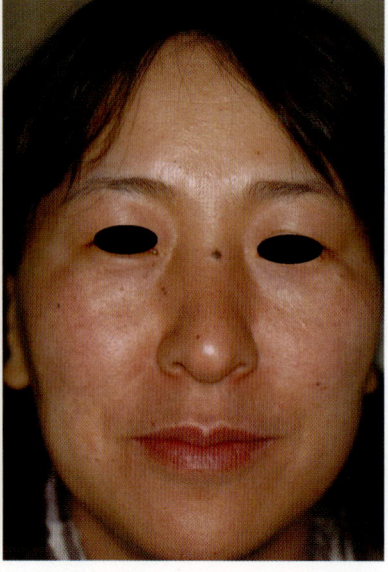

図 7.
肝斑治療．内服・外用・スキンケア
　a：治療前
　b：2か月後

2．肝　斑

A．内服・外用治療

ビタミンC：3,000 mg，ビタミンE：600 mg，トラネキサム酸：1,500 mg の内服，および5%ビタミンCローションまたはフラーレンローション，1%コウジ酸＋2%トラネキサム酸含有クリーム，5%ハイドロキノン軟膏の外用を処方し，1か月ごとに色素斑の改善を診察する(図7)．最後まで色素が残存する部位は，外眼角下の頬骨上である．トラネキサム酸の有効性は，皮膚科の研究でエビデンスの高い報告がされているが，なぜ効くかに関しては抗プラスミン作用などが言われているものの，詳細な機序はいまだに不明である[4]．

B．レーザー治療

残存する難治症例や内服，外用ができない症例に対して，1064 nm の Q スイッチ Nd：YAG レーザーを用い，低い出力および短い間隔で照射するレーザートーニングを行っている．当院での治療の詳細に関しては，「肝斑治療 レーザートーニングとは(p.27～p.39)」の項で説明する．

3．雀卵斑

A．レーザー治療

Q スイッチレーザーが使用されるが，色素斑が痂皮形成を起こすため，一度の治療で消失はするが，1～2週のダウンタイムを生ずる．短期集中治療を希望する場合はレーザーであり，PIH を起こすことはほとんどない(図8)．

B．光治療

雀卵斑は，治療回数はかかるが，光治療の方がダウンタイムも少なく，生じる痂皮も薄いため，患者と話し合い，希望により機種を決定している．600～850 nm などメラニン吸収域に限定した機種も出てきた．欠点としては，レーザー治療では1回で色素斑が消失するのに反し，多数回必要であり，治癒までに時間がかかることである．最近は，光治療を希望される患者が多い．いずれの治療においても，紫外線曝露により再発を繰り返すため，UV ケアおよび日々のスキンケアの継続を十分に説明している．

4．脂漏性角化症

当院では，患者が保険治療を希望する場合は，液体窒素あるいは外科的手術治療，自費治療を選択される場合は，レーザー治療を行っている．各治療の利点，欠点を説明し，患者に選択をしてもらう．液体窒素の場合，大きな綿棒の圧抵により，多くの患者が PIH を起こしている．特に頚部の脂漏性角化症やアクロコルドンの治療は，保険治療であっても美容的意味合いが大きいことを理解し行わなくてはならない．

A．レーザー治療

脂漏性角化症の場合，角質除去目的に炭酸ガスや Er：YAG レーザーをはじめに使用する．筆者

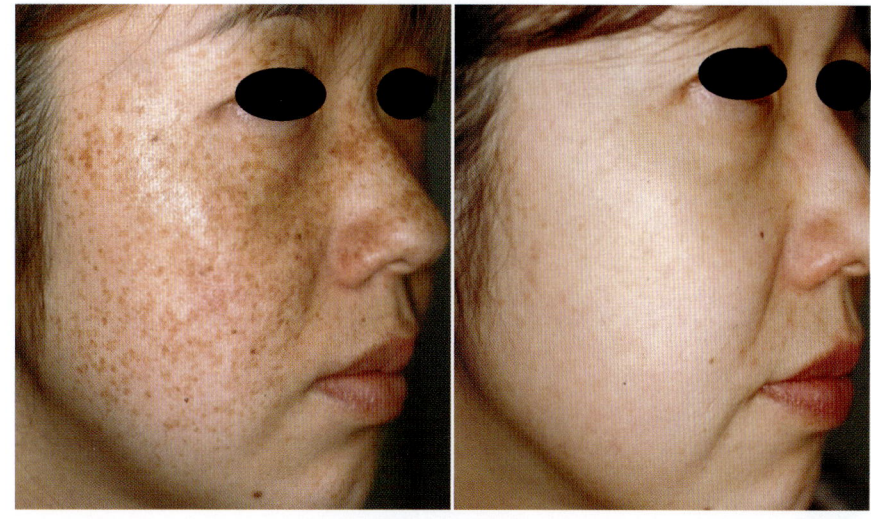

図 8.
雀卵斑（そばかす）のレーザー治療
　a：治療前
　b：Q スイッチルビーレーザー 5.0 J/cm² で治療後 1 年

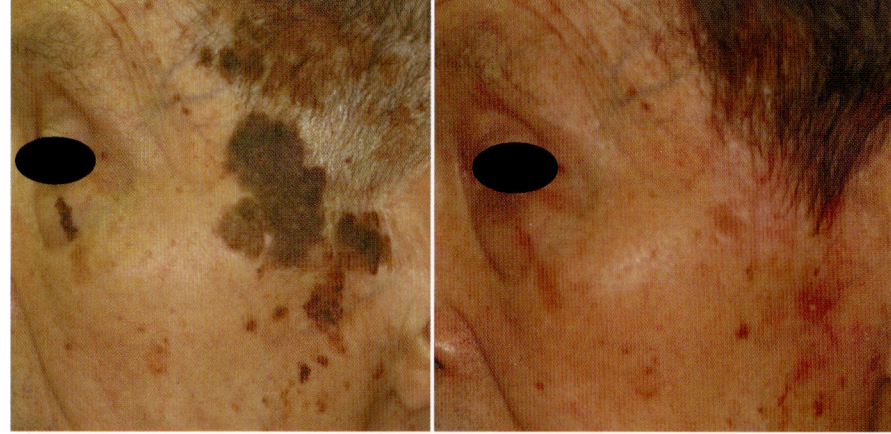

図 9.
脂漏性角化症のレーザー治療 1
　a：治療前
　b：治療後 3 か月．炭酸ガスレーザーを使用

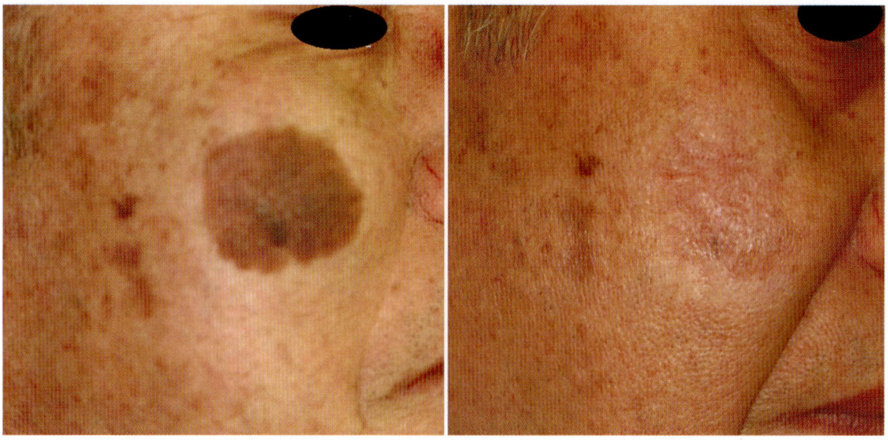

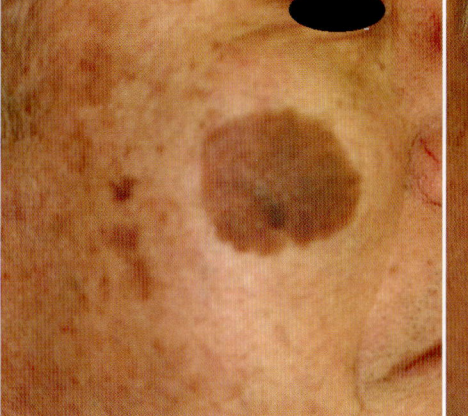

図 10.
脂漏性角化症のレーザー治療 2
　a：治療前
　b：治療後 3 か月．Q スイッチルビーレーザー 5.0 J/cm² で照射

は炭酸ガスレーザーを使用している．角質を除去した後，真皮浅層部に至った時点で下床にメラニン色素（茶色）が残存している場合は Q スイッチルビーレーザーを重ね打ち，また，出血がみられる場合はパルス色素レーザーを重ね打ちしている．下床がピンク色で，きれいに resurfacing できた場合は単独照射で終了する．過角化が少ない場合は，Q スイッチルビーレーザー単独使用の場合もある（図 9，10）．麻酔は，注射による局所麻酔をすることもあるが，アイスパックによるクーリ

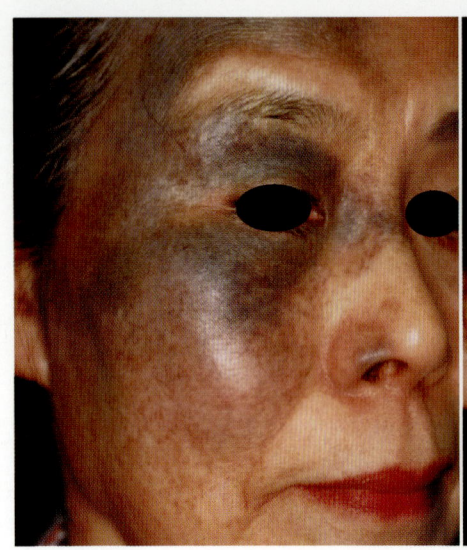
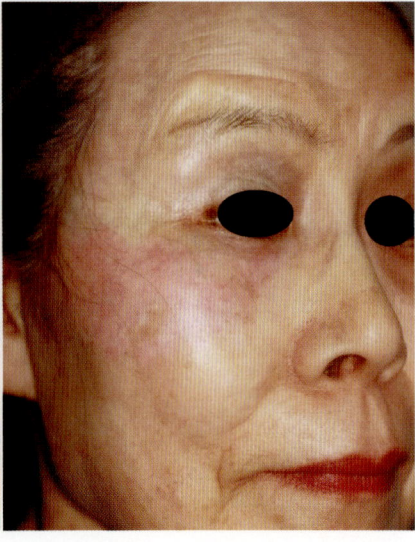

図 11.
太田母斑のレーザー治療
 a：治療前
 b：8 回治療後 6 か月．Q
  スイッチルビーレーザー
  7.5 J/cm^2 を使用

ングだけで行うことも多い．治療時には，煙の吸引が必要である．角質の厚さをみて出力を変えることが重要であり，周囲組織への熱影響を極力少なくする．照射は丁寧に無駄なく行い，蒸散した組織は生食ガーゼや消毒綿球で除去する．レーザー照射後は，抗生剤軟膏を多めに塗布しガーゼ，遮光テープ（Micropore™）で覆う．照射翌日より自己ケアを 1 日 2 回行うように指導する．この際，wet dressing の目的を十分に説明し，傷を乾かさないように指導する．術後 1 週間で再診させ，表皮化が完了していないようであれば，同じ処置を 2 週間継続してもらい，2 週後に再診させるが，多くの症例は，3 週以内に表皮化していることが多い．

5．扁平母斑

A．レーザー治療

Q スイッチルビーレーザーを使用し，2 回までの保険治療が認められている．レーザー治療後の色素斑の反応には 3 タイプ存在するため，治療前の説明は図示しながら行う．レーザー治療の 1 週後には表皮剝離が起こり，ピンク色になる．その後，タイプ 1：PIH が起こり，1 か月後の時点では治療前より濃くなる．PIH が軽快するには 1 年以上かかることもある．タイプ 2：治療前より薄くなる．この中には完全に消失し，再発しないものもあれば，1 年ぐらいにまた出現するものもある．ただし，再発しても治療前よりは薄い．タイプ 3：毛穴に沿って，色素増強が起こる．

このため，1 回目の治療では，小範囲のテスト照射を行い，1～2 か月後にタイプ分類を行い患者が納得したうえで本照射を行っている．扁平母斑は，タイプ 2 であっても，再発してくることもある．根治する疾患でないことを十分に説明する．残存する扁平母斑に対して，Q スイッチ Nd：YAG レーザートーニングで消失する症例も出てきた．

6．太田母斑

A．レーザー治療

数回のレーザー治療で色素斑が消失する．Q スイッチルビーレーザー（波長 694 nm），Q スイッチアレキサンドライトレーザー（波長 755 nm,）で，5 回までの治療が保険で認められている．筆者は Q スイッチルビーレーザーを使用している．しかし，5 回以上かかる症例，特に成人症例に多いため，5 回の保険適応に関しては，もう少し考慮すべきで，保険改正を希望している（図 10）．真皮メラノーシスに関しては，眼球メラノーシス，雀卵斑様再発，思春期再発などの問題はあるが，眼球に関しては，残念ながら，我々がタッチすべき部位ではなく，後者 2 つに関しては，患者自身がほとんど気にせず日常生活を送っていることが多い．真皮メラノーシスに関しては，古くからレーザー治療を行っている医師は，治療に関しては解決に至っている．

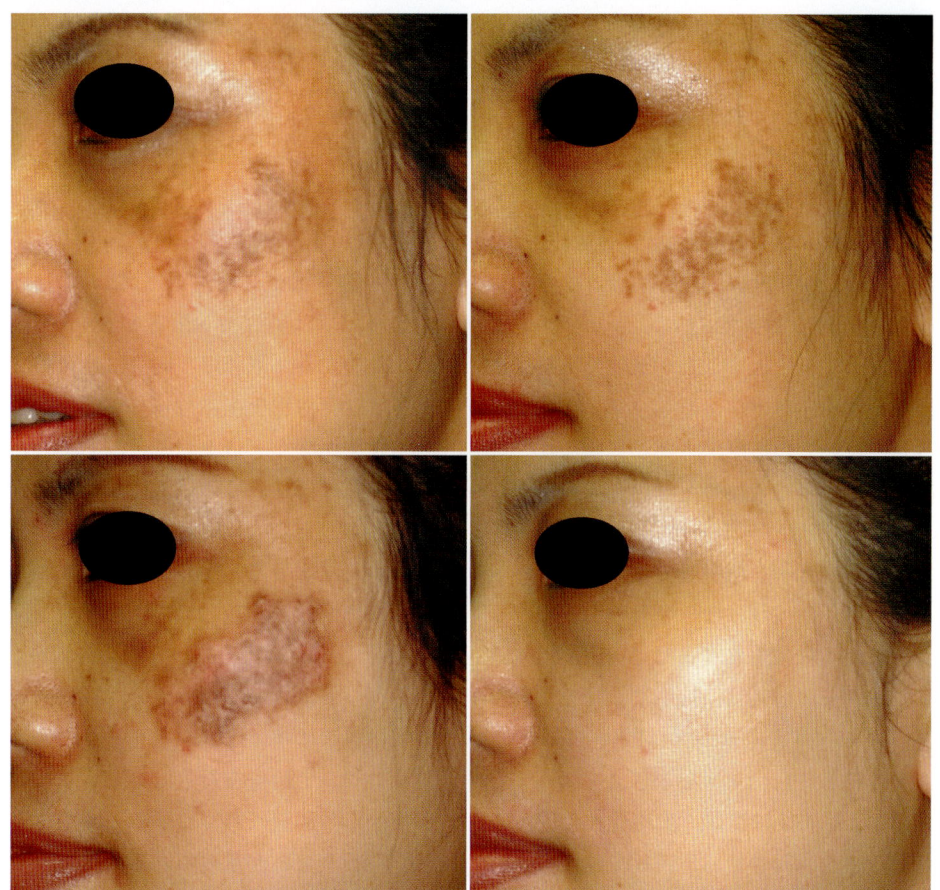

図 12. ADM のレーザー治療(肝斑合併症例)
a:肝斑・ADM の合併.治療前.プレトリートメント開始
b:プレトリートメント 3 か月後.肝斑は薄くなり,真皮メラノーシスが目立つ.
c:Q スイッチルビーレーザー治療後 3 週.PIH が生じている.ADM は PIH を起こしやすいので,PIH にする治療も考慮して行う.
d:Q スイッチ Nd:YAG レーザー,1 週間に 1 度,4 回治療後 1 か月

7.後天性真皮メラノサイトーシス

A.内服・外用治療

他の疾患が合併していないかを診断する.筆者は,ACP として扱い,内服,外用の治療を 2〜3 か月行う.その後,レーザー治療を行っている.

B.レーザー治療

Q スイッチルビーレーザーを使用しているが,多くの場合は,太田母斑より治療回数が少なく,1〜3 回で消失する.治療間隔も 4〜6 か月をあけて行っている.しかし,濃い PIH が長期に生ずることが多い.このため,PIH が生じた場合は,Q スイッチ Nd:YAG レーザートーニングを行うこともある(図 12).

8.日光角化症

筆者の統計では,シミのレーザー治療を希望する患者の中の約 2.5% が日光角化症であった.病理組織学的は 6 型に分類されるが,老人性色素斑に類似したものとの鑑別を臨床所見だけでつけるのは経験が必要である.

A.治療方法の選択

初診時に日光角化症の説明を行い,病理組織検査を行っている.通常のシミと違う状態を鏡をみせ患者に説明をしている.多くの患者も,シミの性状と違うことを自覚しているため,組織検査に同意を得られなかったことはない.治療は扁平上皮癌同様に手術による切除が原則である.しかし,高齢化に伴い,多発例が増え,また若年発症例で

腫瘍が大きい場合は，大きな傷跡を残す可能性があるなど切除のみでは対応しにくくなってきた．このような場合には，患者と十分話し合い，表皮性病変であるため，レーザー治療をすることもある．治療前に，的確な診断を行い，十分なインフォームドコンセントを行うことが重要である．

B．レーザー治療

炭酸ガスレーザーでの治療を主としているが，病理組織結果で，色素沈着型でメラニンの増生がみられる場合は，炭酸ガスレーザー照射後にQスイッチルビーレーザーを照射している．治療は，局所麻酔下に行う．治療時には，煙の吸引が必要である．蒸散した組織は生食ガーゼや消毒綿球で除去する．レーザー照射後は，抗生剤軟膏を多めに塗布して，ガーゼ，遮光テープ(Micropore™)で覆う．照射翌日より自己ケアを1日2回行うように指導する．1週間後に受診，表皮化が完了するまで，軟膏治療を施行させる．PIHを起こした場合は，老人性色素斑と同じに外用剤を使用する．再発の可能性があるため，日光角化症をレーザーで治療した場合には，長期に経過観察を行う必要があることを患者に説明する．再発した症例の経験はまだない．

9．炎症後色素沈着症
A．治療の実際

肝斑と同じ治療をしている．すなわち，内服，外用，機械的摩擦の禁止やUVケアによる治療である．治療開始後，2～3か月間で色素斑は減少してくる．消失しない症例ではレーザートーニングを行っている．

まとめ

シミは，今まで美容医療と縁がなかった中高年患者が美容医療を行うきっかけとなることが多く，当院では美容初診患者の6～7割がシミを主訴に受診する．筆者は，美容医療の中でもアンチエイジング治療を主に行っているが，シミ治療は非常に奥が深く，日々悪戦苦闘している現況である．本邦では，多くの患者は，マスメディアの影響により，シミ＝レーザー治療で完全に消失すると思い受診することが多い．黄色人種のスキンタイプを理解し，後天性のエイジングに伴うシミを，ACPとして，機器を用いる前に，内服，外用のプレトリートメントを行い，その間に，シミの状態および患者のキャラクターを診断できるようなプロトコールで治療を行っている．これにより，合併症からの回避にもつながる．リスクが少ない方法から行うことが重要である．

参考文献

1) 山下理絵：美容医学でのアンチエイジング治療．文光堂，2008．
2) 山下理絵：【皮膚のレーザー治療のコツ】しみ．PEPARS. 7：50-57，2006．
3) 山下理絵：【実践 非手術的美容医療】しみ，色素性疾患治療：IPLによるしみ治療．PEPARS. 27：23-32，2009．
4) 山下理絵，松尾由紀，近藤謙司，遠山哲彦：【ここが知りたい！顔面のRejuvenation―患者さんからの希望を中心に―】肝斑と肝斑以外のシミが混在する症例の治療．PEPARS. 75：123-133，2013．

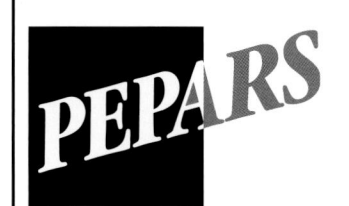

◆特集/シミ・肝斑治療マニュアル
肝斑

肝斑の病態と鑑別診断

船坂　陽子*

Key Words : 肝斑(melasma), 日光性黒子(solar lentigo), 両側性太田母斑様色素斑(bilateral nevus Ota-like macule), 光老化(photoaging), 共焦点反射顕微鏡(reflectance confocal microscopy), 紫外線(ultraviolet)

Abstract　肝斑の発症要因としては女性ホルモンと紫外線曝露が重要な因子である．特に組織学的検討から光老化による各皮膚構成細胞に異常が生じ，結果としてケラチノサイトの増殖を伴わずメラノサイトが活性化される病態が形成されている．また，光老化のために角層のバリア機能に不全が生じていることも明らかにされた．これらの病態を理解して治療にあたる必要がある．また，肝斑患者において日光性黒子や両側性太田母斑を合併していることもあり，正しい診断を下す必要がある．色素沈着型皮膚炎との鑑別が難しい場合は，生検が必要である．

はじめに

一般に顔面のシミと呼称される疾患で，高い頻度でみられるのが日光性黒子(老人性色素斑)で，老化に加え慢性の日光曝露が発症要因となる．肝斑は女性ホルモンの影響を強く受けるので，妊娠時にその色素斑が目立つことにより気づくことが多いが，発症要因および増悪因子として最も重要なのは紫外線である．両頬を中心として生じ，寛解増悪を繰り返す難治性の色素斑である．肝斑と似た部位に生じるものの，美白剤の外用などでは軽快せず，Qスイッチレーザー照射が治療に必要な色素斑が，両側性太田母斑様色素斑である．顔面のシミの治療において，個々の病態を十分理解し，鑑別して治療に臨むことが重要である．

肝　斑

1．肝斑の病態

肝斑は，眼瞼を避けて両頬を中心としてできる境界の不明瞭な色素斑である．紫外線曝露，女性

表1．肝斑の要因・悪化因子(文献1より引用)

1．卵胞ホルモン，黄体ホルモン
妊娠，経口避妊薬，更年期ホルモン補充療法をきっかけに発症，増悪
2．紫外線
慢性の紫外線曝露が肝斑発症の誘因かつ紫外線は悪化因子としても作用
3．薬剤
避妊薬，抗痙攣薬，光毒性薬剤
4．その他
心理的要因，肝機能障害，遺伝因子，化粧品(ただし原因となるような化粧品成分は特定されていない)

ホルモンがその発症誘因ならびに増悪因子として働く(表1)[1]．韓国の皮膚科医グループが肝斑病変部の皮膚組織を用いて精力的に解析を行ってきた．肝斑病変部とその周囲の健常部とを比較して解析した結果，肝斑病変部では日光弾性症(solar elastosis)がみられ，慢性の紫外線曝露が誘因として重要であることが明らかにされている[2]．日光性黒子と異なり，ケラチノサイトの増殖を伴わず，メラノサイトにおけるメラニン生成が亢進し，かつメラノサイトの数が増加していることが示された[2]．従来肝斑は，表皮型，真皮型，表皮と真皮に

---

* Yoko FUNASAKA, 〒113-8603　東京都文京区千駄木1-1-5　日本医科大学皮膚科，教授

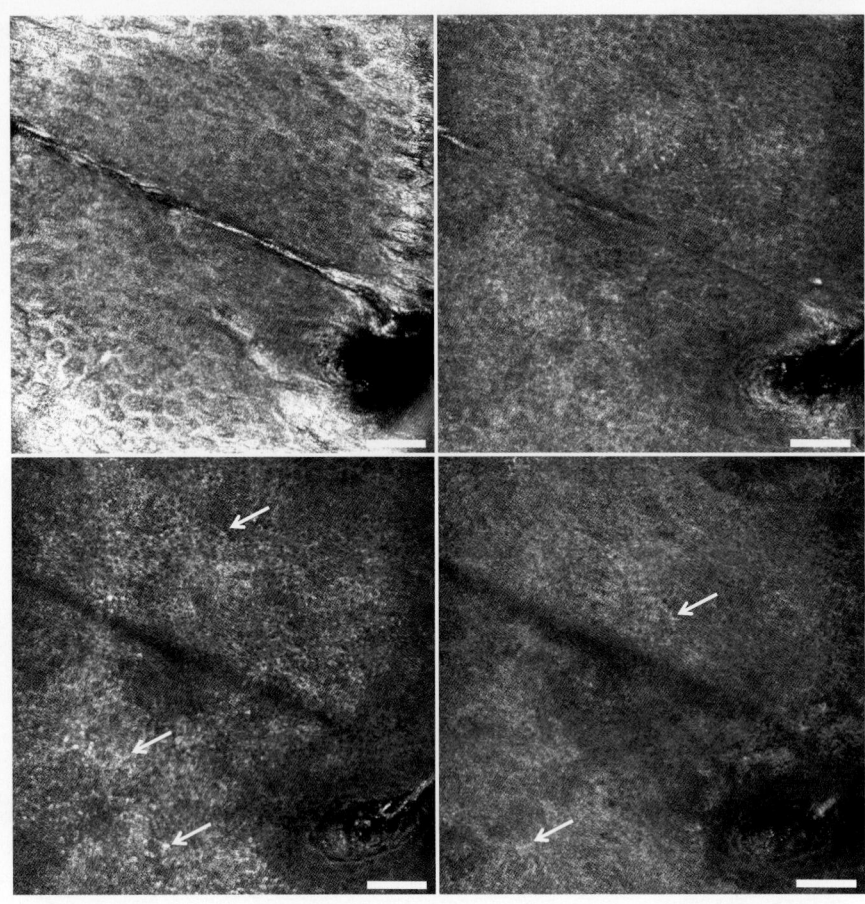

図 1.
肝斑の共焦点反射顕微鏡像(文献 8 より引用)
a:有棘層上層
b:有棘層下層
c:基底層.敷石状に過多のメラニンがみられる,メラニンを有するデンドライトがみられる.
d:表皮真皮境界部.メラニンを有するデンドライトがみられる.
バーは 50 μm

病変のある混合型に分けられていたが,免疫組織染色により真皮のみにメラニン含有細胞が散見される症例は真皮のメラノサイトの増殖が主体であり,両側性太田母斑様色素斑と診断できることから,従来肝斑の真皮型と言われていたのは両側性太田母斑様色素斑であり,肝斑としては表皮型,すなわち表皮のメラニン沈着の増強がみられる型と,混合型,すなわち表皮のメラニン沈着と真皮の多数のメラノファージによるメラニン沈着がみられる型の 2 型しか存在しないのではないかと結論づけられている[2].肝斑病変部ケラチノサイトにおいて αMSH (melanocyte stimulating hormone) や VEGF (vascular endothelial growth factor) の発現が増強,真皮線維芽細胞での SCF (stem cell factor) の発現の増強,ERβ (estrogen receptor β, エストロゲン受容体 β) および PR (progesterone receptor, プロゲステロン受容体) の表皮での発現亢進および ERβ の真皮線維芽細胞での発現亢進がみられており,ケラチノサイト,線維芽細胞,メラノサイトに異常が生じていること,そして女性ホルモンが関与していることが組織学的な解析においても明らかにされている[3〜5].

肝斑病変部では角層バリアの機能不全があることが示されている.テープストリッピングを 5 回施行して,角層を一部除くと,その直後では健常部に比べて TEWL (transepidermal water loss; 経表皮水分喪失量) が亢進していることが示されている[6].肝斑の生検組織において角層の厚さも薄いことが示され,おそらく慢性の紫外線曝露により真皮の変化に加え,角層のバリア機能不全が生じているのではないかと考えられている.

2. 肝斑の共焦点反射顕微鏡による観察

肝斑病変部の生検については同意を得ることが難しいが,共焦点反射顕微鏡を用いることにより,メラニンの分布やメラノサイトの活性状態を検討することができる.さらに,この顕微鏡を用いると治療効果を経時的に評価できる利点がある.従

表 2. 肝斑の病態と治療方針（私見）（文献 10 より引用）

1．病　態
- 慢性の紫外線曝露，女性ホルモンが発症因子，増悪因子
- ケラチノサイトの増殖を伴わずにメラノサイトが活性化
- 真皮線維芽細胞，血管内皮細胞もメラノサイトの活性化に関与
- 慢性の紫外線曝露の結果，表皮脂質合成，角層バリアの回復に不全

2．治療方針
- 遮光
- 光老化皮膚の改善：レチノイド，ケミカルピーリング
- 活性化メラノサイトを抑制：美白剤，レーザートーニング，ケミカルピーリング
- 真皮血管増生の抑制：トラネキサム酸
- 角層のケア：正しいスキンケア

表 3. 肝斑と鑑別診断が必要な疾患

- 日光性黒子
  大小の境界明瞭な円形の色素斑を形成する
- 雀卵斑
  2〜4 mm 大の褐色の色素斑が頬，鼻を主体に散在
- 両側性太田母斑様色素斑
  額外側，頬部，鼻翼部などに紫褐色の 3〜5 mm 大の斑が左右対称性に認められる
- 色素沈着型皮膚炎（黒皮症を含む）
  網目状で紫褐色の色素斑

来 Wood 灯もしくは UVA を照射することにより，メラニンの増加部位が表皮であるのか真皮であるのかを判断していたが，表皮に過多のメラニンがある場合には真皮のメラニン沈着を見落とす可能性が指摘されてきた．このようなことから煩雑ではあるものの，生体内のメラニンの分布を詳細に検討するには共焦点反射顕微鏡が有用であると考えられる．

この観察により肝斑では表皮メラノサイトのデンドライト（樹状突起）が伸長していること，また真皮において solar elastosis に加え，血管が増加していることが見出されている[7]．筆者らも日本人肝斑の色素斑部においてデンドライトが伸長しているのを観察した（図1）[8]．なお，デンドライトの伸長はメラノサイトにおいてメラニン生成が促進し，周囲ケラチノサイトへメラニンを受け渡そうとすることによるものなので，メラノサイトが活性化状態であることを反映する．同様のデンドライトの伸長は日光性黒子の病変周囲でもみられる[9]．

3．肝斑への対処法

中年女性では，肝斑に加え日光性黒子などの合併例も多いので，各々の色素斑の診断を正しく行った上で治療していく必要がある．肝斑そのものは寛解増悪を繰り返し，治療に難渋することが多い．慢性の紫外線損傷が組織学的に証明されており，遮光に留意することが肝要である．その上でメラニンの生成抑制および排出促進を狙った美白剤などによる治療を行う．血栓，動脈硬化，高脂血症のリスクのないヒトに対してはトラネキサム酸による治療が奏効する場合が多い．以上をまとめて肝斑の病態と治療方針（私見）を表2[10]に示す．

鑑別疾患（表3）

1．日光性黒子

日光性黒子と肝斑との鑑別は比較的容易であるが，日光性黒子が肝斑に合併してみられることも多いので，その病態を把握しておく必要がある．日光性黒子は，慢性の紫外線曝露により生じ，自然消褪することはなく，大小の境界明瞭な円形の色素斑を形成する．

老化と慢性の紫外線曝露により細胞への損傷が蓄積する結果，表皮ケラチノサイトに異常をきた

し，異常ケラチノサイトからのメラノサイトへのパラクリン刺激により，メラノサイトが活性化する．組織学的に表皮突起の延長とメラノサイトの数の増加がみられ，ケラチノサイトとメラノサイトの増殖異常を伴う．過剰のメラニンの沈着がみられる．パラクリンで作用する因子として，endothelin 1(ET 1)，SCF および proopiomelanocortin(POMC)の発現増強が明らかにされている．またケラチノサイトにおける脂質代謝異常ならびにケラチノサイトの増殖分化の異常が生じていることが示され，紫外線曝露を繰り返すことにより慢性の炎症をきたすことがこのような異常を引き起こす1つの病因であると考えられている．また，p53の発現増強およびそのリン酸化状態が紫外線曝露により増強し，メラノサイトにおいては MITF(microphthalmia associated transcription factor)やc-KIT およびチロシナーゼの発現増強が生じて，メラニン生成が亢進することが示されている．日光性黒子の病因としてケラチノサイトの異常，メラノサイトの異常に加え，真皮線維芽細胞の関与も明らかにされている．線維芽細胞において HGF(hepatocyte growth factor)やKGF(keratinocyte growth factor)および SCF の発現が増強していることが示され，さらに KGF はケラチノサイトにおける SCF の発現を増強させてメラノサイトを活性化させることが明らかにされている．

以上まとめると，日光性黒子の発症には，1)紫外線により表皮ケラチノサイト，メラノサイト，真皮線維芽細胞に異常が生じ，ケラチノサイトの増殖シグナルおよびメラノサイトの増殖とメラニン生成刺激シグナルが増強していること，2)紫外線曝露が1つの原因となり遺伝子変異も生じていること，3)慢性の炎症も関与していることが明らかになっている．

2．雀卵斑

若年で発症し，顔面正中部に小斑型の色素斑として認識され，夏に増悪する特徴を有する．スキンタイプが病因として重要である．我々の経験では日光性黒子は1度治療すると1年以内に再燃することは少ないが，雀卵斑は初夏にまた色素斑が再燃してくる傾向にある．

遺伝性対側性色素異常症や色素性乾皮症の患児において雀卵斑様の色素斑がみられる．このような基礎疾患がなく雀卵斑を有する者が多発した家系における遺伝子解析で，中国のグループは染色体4q32-q34に責任遺伝子があると報告している[11]．雀卵斑は，紫外線によりメラノサイトのメラニン生成が亢進するような，何らかの遺伝的素因を有している者に発生する顔面の多発の小色素斑であると考えられる．従来赤毛の白人に多いと言われていたのは，*MC1R* の遺伝子異常に基づくものであるが，その他の遺伝子異常で赤毛の白人でないアジア人種にも同様の顔面の色素斑が形成されるものと考えられる．

3．両側性太田母斑様色素斑

両頰，前額など肝斑と似た部位に灰色がかった褐色斑が集簇し，通常左右対称性にみられる．肝斑と間違えられることが多い．両側性太田母斑様色素斑と肝斑が合併した症例もある．真皮内の不活性化メラノサイトが紫外線照射，女性ホルモン，炎症などが刺激となり，活性化されメラニンを産生して顕症化すると考えられている．元来メラニン産生能をもたない未熟なメラノブラストが真皮に存在している異常を持ち，紫外線などの刺激により，メラニン産生能を有する成熟したメラノサイトに活性化され，色素斑を形成するようになる病態であると考えられる[12]．組織学的に真皮上層ないし中層の結合組織間に紡錘状，紐状の褐色のメラニン顆粒をもつメラノサイトが認められる．表皮基底層にも軽度のメラニン増加を認めることがある．真皮のメラニン含有細胞がメラノファージなのかメラノサイトなのかは，メラノサイトおよびマクロファージに特異的に反応する抗体を用いた組織染色により明らかにできる．

4．色素沈着型皮膚炎(黒皮症を含む)

接触皮膚炎を繰り返した後に紫褐色の色素沈着を生じる．肝斑の発症部位と同じ頰，前額に限局

して生じている場合には，鑑別が困難なこともあり，生検による組織診断が必要となる．色素沈着に先行して軽度の紅斑や瘙痒などの炎症症状がみられることが多い．組織学的には基底層の液状変性と色素失調がみられる．原因物質との再接触を避ける．

おわりに

顔面に生じる各種シミの病態が明らかにされてきている．いずれのタイプのシミにおいても，紫外線が発症要因かつ増悪因子となるので，日常の紫外線に対するケアをしっかり行って，治療を受けることが重要である．今後，より詳細に光老化によるシミの発症機序が解明されると，より特異的な治療法および遮光以外の予防法が確立できるものと期待される．

参考文献

1) 船坂陽子：肝斑の病態・診断・鑑別診断 皮膚科臨床アセット11．市橋正光編．76-80，中山書店，2012.
2) Kang, W. H., Yoon, K. H., Lee, E. S., Kim, J., Lee, K. B., Yim, H., Sohn, S., Im, S.：Melasma：histopathological characteristics in 56 Korean patients. Br J Dermatol. 146：228-237, 2002.
   Summary 肝斑の病理組織学的検討が詳細に施行され，肝斑の病態が光老化の1つであることを明らかにした．
3) Kang, H. Y., Hwang, J. S., Lee, J. Y., Ahn, J. H., Kim, J. Y., Lee, E. S., Kang, W. H.：The dermal stem cell factor and c-kit are overexpressed in melasma. Br J Dermatol. 154：1094-1099, 2006.
4) Kim, E. H., Kim, Y. C., Lee, E. S., Kang, H. Y.：The vascular characteristics of melasma. J Dermatol Sci. 146：111-116, 2007.
5) Jang, Y. H., Lee, J. Y., Kang, H. Y., Lee, E. S., Kim, Y. C.：Oestrogen and progesterone receptor expression in melasma：an immunestochemical analysis. J Eur Acad Dermatol. 24：1312-1316, 2010.
6) Lee, D. J., Lee, J., Ha, J., Park, K. C., Ortonne, J. P., Kang, Y. H.：Defective barrier function in melasma skin. J Eur Acad Dermatol Venereol. 26：1533-1537, 2012.
   Summary 肝斑病変部の角層バリア機能に不全があることを明らかにした．
7) Kang, H. Y., Bahadoran, P., Suzuki, I., Zugai, D., Khemis, A., Passeron, T., Andres, P., Ortonne, J. P.：In vivo reflectance confocal microscopy detects pigmentary changes in melasma at a cellular level resolution. Exp Dermatol. 19：228-233, 2010.
   Summary 肝斑部のメラノサイトではデンドライトの伸長があることを明らかにした．
8) Funasaka, Y., Mayumi, N., Asayama, S., Takayama, R., Kosaka, M., Kato, T., Kawana, S.：In vivo reflectance confocal microscopy for skin imaging in melasma. J Nippon Med Sch. 80：172-173, 2013.
9) Nakajima, A., Funasaka, Y., Kawana, S.：Investigation by in vivo reflectance confocal microscopy：melanocytes at the edges of solar lentigines. Exp Dermatol. 21 Suppl 1：18-21, 2012.
   Summary 日光性黒子の辺縁部でメラノサイトの活性化状態であるデンドライトの伸長があることを明らかにした．
10) 船坂陽子：【知りたい！美容皮膚科のいま】シミの理論．Visual Dermatology. 12：628-632, 2013.
11) Zhang, X. J., He, P. P., Liang, Y. H., Yang, S., Yuan, W. T., Xu, S. J., Huang, W.：A gene for freckles maps to chromosome 4q32-q34. J Invest Dermatol. 122：286-290, 2004.
    Summary 中国の家系での雀卵斑の責任遺伝子の検討を行った．
12) Mizoguchi, M., Murakami, F., Ito, M., Asano, M., Baba, T., Kawa, Y., Kubota, Y.：Clinical, pathological, and etiologic aspects of acquired dermal melanocytosis. Pigment Cell Res. 10：176-183, 1997.
    Summary 両側性太田母斑様色素斑の病態についての総説である．

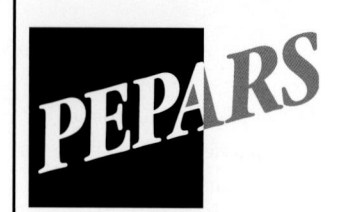

◆特集/シミ・肝斑治療マニュアル
肝斑治療
内服治療の選択：トラネキサム酸はなぜ効くか

乃木田俊辰*

Key Words：肝斑(melasma)，トラネキサム酸(tranexamic acid)，プラスミン(plasmin)，抗プラスミン作用(anti-plasmin effect)

Abstract　トラネキサム酸は抗プラスミン作用を有する医療用医薬品で，抗炎症，抗アレルギー，止血作用で汎用されている．内服で肝斑に対する有効性が確認され，肝斑治療の第一選択薬として汎用されている．作用機序として，トラネキサム酸は抗プラスミン作用により，表皮での proopiomelanocortin (POMC) から melanocyte-stimulating hormone (MSH) へのプロセッシングや basic fibroblast growth factor (bFGF) などの遊離の抑制の可能性の報告がある．さらに，培養したヒトメラノサイトのメラニン生成を抑制する作用の報告もある．さらに，抗炎症作用として，トラネキサム酸の有するアラキドン酸遊離抑制作用，プロスタグランディン，ロイコトリエン産生抑制作用も関与していると考えられている．

はじめに

肝斑はアジア系人種に比較的頻度の高い，女性の顔面に生じる色素性病変の1つである．女性の顔面に好発するため，著しい quality of life (QOL) の低下があるので，正しい診断と適切な治療が重要である．本稿では肝斑の臨床像・病態・治療，特にトラネキサム酸 (trans-4-(aminomethyl) cyclohexane-1-carboxylic acid) の内服療法について解説する．

臨床像

肝斑は思春期以降の女性に好発する境界明瞭な褐色斑で自覚症状は伴わない．臨床的には顔面の頬部・前額部・口周囲の褐色斑を特徴とする．典型例では，皮疹が左右対称にみられる．欧米では臨床像を centrofacial type (顔面中央部)，malar type (頬骨部)，mandibular type (下顎骨部) の3型に分類されている[1]．本邦では，顔面中央部や下顎骨部は稀であり，むしろこめかみ，上口唇皮膚に生じることが多いため，川田[2]が新分類を以下の通りに提唱している．すなわち，頬骨部型，眼周囲型，口周囲型，頬部外側型である．発症因子，悪化因子は遺伝的素因，妊娠，経口避妊薬，内分泌異常，ホルモン治療，紫外線曝露，さらに，光毒性含有の化粧品，薬品などが挙げられている．また，ストレスにより melanocyte-stimulating hormone (MSH) が遊離されることも要因との指摘もある．

鑑別診断

日光黒子 (老人性色素斑)，太田母斑，両側性真皮メラノサイトーシス，炎症後色素沈着症，雀卵斑，扁平母斑などがある．鑑別が困難な場合が多いので，色調，分布など詳しく観察することが重要である．また，肝斑の病変の上に日光黒子，雀卵斑，両側性真皮メラノサイトーシスなどが合併する例もある．

病態

臨床的検討から，肝斑患者の42%が妊娠時に発

---

* Toshitatsu NOGITA，〒160-0023　東京都新宿区西新宿 1-18-7　博愛堂ビル3階　新宿南口皮膚科，院長/東京医科大学皮膚科，兼任教授

症したとの報告[3]もあり，妊娠中の MSH, プロゲステロン，エストロゲンの上昇などの内分泌の異常の関与も指摘されている．プロゲステロン，エストロゲンはチロシナーゼ活性を亢進させてメラニン合成を促進させる．ケラチノサイトで MSH の増強，線維芽細胞での stem cell factor(SCF) の発現の増強，メラノサイトでの c-kit(SCF) の発現の増強の報告[4)5)]もある．

紫外線による光老化によるシミの老人性色素斑では，紫外線照射によりケラチノサイトから，エンドセリン 1, SCF などが産生され，これらがパラクラインメカニズムでメラノサイトに作用し，メラニン合成を亢進することが報告されている[6)7)]．肝斑も紫外線により悪化することより，同じメカニズムの関与が考えられる．

病理組織学的には，表皮基底層からその上 2～3 層でメラニン色素の強い沈着がある．基底層のメラノサイトの数の増加はないが，メラニン色素産生が亢進した活性化メラノサイトを認める．真皮乳頭層では，多数のメラニンを含むメラノファージが増加している．

さらに，病変部内で真皮内血管の増数，増大を認め，血管数と色素沈着との間に有意な相関の指摘がある．また，vascular endothelial growth factor(VEGF) 発現の有意な増加を示し，肝斑での血管新生の重要性を報告している[8)]．

治　療

肝斑の治療にあたり，最も重要な点は正確な診断をすることである．診断が困難な場合が多く，また，治療抵抗性や再発しやすい症例が多いことが特徴である．さらに，合併する他の色素沈着症の治療も考慮する必要が多いので，治療にあたり，患者にシミの診断と治療方法について十分な説明をすることが大切である．

治療方法としては，外用，内服，ケミカルピーリングなどがある．光，レーザー治療については，ここ数年にわたり，有効性，安全性につき議論の最中であり，他の担当執筆者が詳細に記載してい

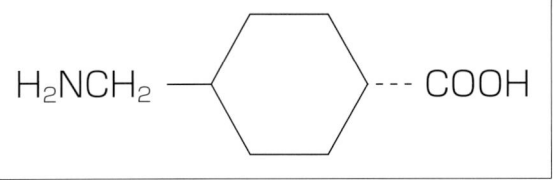

図 1. トラネキサム酸の構造式と化学名
トランス-4-アミノメチルシクロヘキサンカルボン酸(*trans*-4-(aminomethyl)cyclohexane-1-carboxylic acid($C_8H_{15}NO_2$))

るので，そちらを参照して頂きたい．本稿では，トラネキサム酸(*trans*-4-(aminomethyl)cyclohexane-1-carboxylic acid($C_8H_{15}NO_2$))の内服治療についてのみ解説する．

1979 年に二條[9)]が慢性蕁麻疹の治療にトラネキサム酸(1,500 mg/日)を投与し，たまたま併発していた肝斑が投与開始 2～3 週後に消褪したことを初めて報告したことを端緒として，肝斑の治療に適応外処方されるようになった．その後 1985 年に御子柴ら[10)]，1988 年に東[11)]が有効性を検討し，トラネキサム酸 1 日量 750～1,500 mg，4 週間～5 か月間投与での有効率は 85.3% と報告された．2007 年に川島ら[12)13)]は，ビタミン C 製剤を対照薬とし，肝斑患者を対象とした多施設共同無作為化比較試験と色素沈着症患者(肝斑，老人性色素斑，炎症後色素沈着症)を対象とした一般臨床試験を行い，トラネキサム酸 750 mg を 8 週間投与で前者では改善率 60.3% で，後者では，16 週投与後の改善率は 80.0% で有意な改善が認められたと報告した．

トラネキサム酸の奏効機序

トラネキサム酸は抗プラスミン作用を有する薬用アミノ酸[14)]である．抗プラスミン作用により，止血・抗炎症・抗アレルギー効果を示す[14)]．炎症性病変，血管透過性の亢進の原因となる，キニン，その他の活性ペプチドなどのプラスミンによる産生を抑制する．

ケラチノサイトは紫外線照射によりプラスミノーゲンをプラスミンに変換する酵素のプラスミノーゲンアクチベータの産生を上げることが知られている．プラスミンが proopiomelanocortin

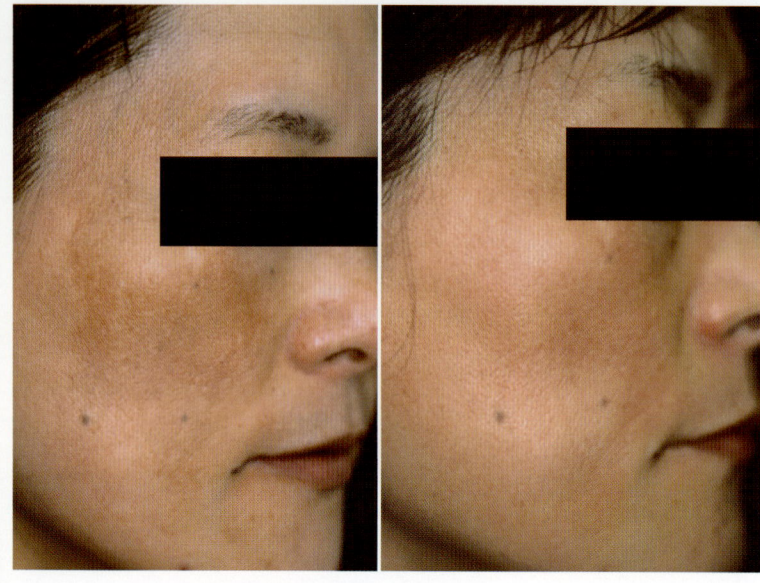

図 2.
肝斑の治療前(a)と治療後(b)
トラネキサム酸内服(4 か月)とケミカルピーリングの併用

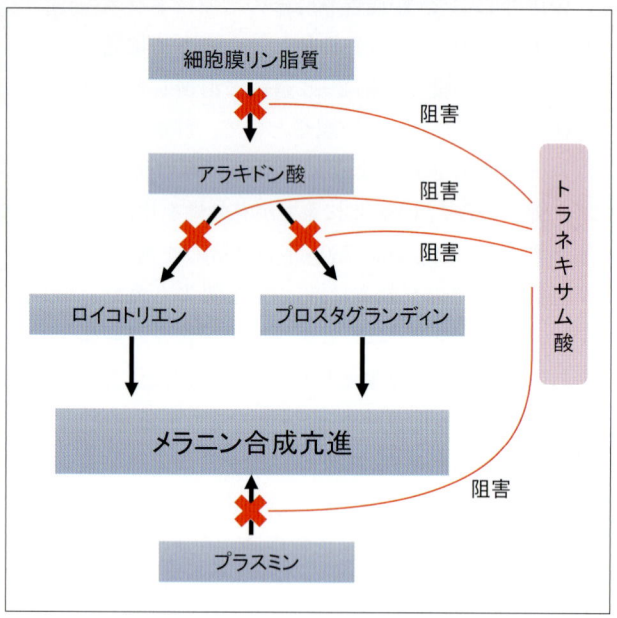

図 3. トラネキサム酸の作用機序

(POMC)から MSH へのプロセッシングやメラノサイトの増殖を促進する bacic fibroblast growth factor(bFGF)の遊離に関与[15)16)]することから, トラネキサム酸の抗プラスミン作用で表皮での POMC から MSH へのプロセッシングや bFGF などの遊離を抑制する可能性もある. さらに, フィブリン分解に対する阻害作用もある.

その他, トラネキサム酸には, アラキドン酸の遊離[17)], プロスタグランディンやロイコトリエン産生にする抑制作用[18)19)], 好中球の活性酸素に対する抑制作用[20)], マスト細胞のヒスタミン遊離に対する抑制作用[21)]が報告されている. これらの作用により, 肝斑での紫外線照射, 摩擦などによる炎症の持続, 悪化に対する改善効果に寄与している可能性の指摘がある.

メラニン産生を促進する生体内物質は, MSH, プロスタグランディンやロイコトリエンが知られており, トラネキサム酸の作用により, 産生抑制されると考えられる.

ヒトのメラノサイトの培養実験系にトラネキサム酸を付加すると, メラニン生成の抑制や, メラノサイトの増殖抑制の報告[22)]もある.

まとめ

肝斑は完治が難しい疾患であり, 様々な治療方法の組み合わせによる場合が多い.

内服治療の第一選択は, トラネキサム酸であり, 様々な作用機序により肝斑に対して有効なことが示唆されている.

参考文献

1) Gupta, A. K., et al.: The treatment of melasma: a review of clinical trials. J Am Acad Dermatol. 55: 1048-1065, 2006.
   Summary 肝斑の治療の全般的な総説で, わかり易く書かれ, 必読の文献.

2) 川田　暁：肝斑治療の現状．皮膚病診療．**34**：427-433, 2010.
3) Ortonne, J. P., et al.：A global survey of the role of ultraviolet radiation and hormonal influences in the development of melasma. J Eur Acad Dermatol Venereol. **23**：1254-1262, 2009.
4) Imokawa, G.：Autocrine and paracrine regulation of melanocytes in human skin and in pigmentary disorders. Pigment Cell Res. **17**：96-110, 2004.
5) Kang, H. Y., et al.：The dermal stem cell factor and c-kit are overexpressed in melasma. Br J Dermatol. **154**：1094-1099, 2006.
6) Kadono, S., et al.：The role of the epidermal endothelin cascade in the hyperpigmentation mechanism of lentigo senilis. J Invest Dermatol. **116**：571-577, 2001.
7) Hattori, H., et al.：The epidermal stem cell factor is overexpressed in lentigo senilis：Implication for the mechanism of hyperpigmentation. J Invest Dermatol. **122**：1256-1265, 2004.
8) Kim, E. H., et al.：The vascular characteristics of melasma. J Dermatol Sci. **46**：111-116, 2007.
9) 二條貞子：トラネキサム酸による肝斑の治療．基礎と臨床．**13**：3129-3130, 1979.
10) 御子柴　甫ほか：肝斑に対するトラネキサム酸内服療法．西日皮膚．**47**：1101-1104, 1985.
11) 東　萬彦：肝斑に対するトラネキサム酸療法．皮膚．**30**：676-680, 1988.
12) 川島　眞ほか：肝斑に対する DH-4243(トラネキサム酸配合経口薬)の多施設共同無作為化比較試験．臨皮．**61**：571-577, 2007.
13) 川島　眞ほか：色素沈着症に対する DH-4243(トラネキサム酸配合経口薬)の多施設共同オープン試験．臨皮．**61**：745-752, 2007.
14) 第十三改正日本薬局方解説書　第一部医薬品各条．トラネキサム酸．廣川書店，C-1769-1774, 1996.
15) Wang, N., et al.：Plasminogen regulates pro-opiomelanocortin processing. J Thromb Haemost. **2**：785-796, 2004.
16) Falcone, D. J., et al.：Macrophage and foam cell relaease of matrix-bound growth factors. Role of plasminogen activation. J Biol Chem. **268**：11951-11958, 1993.
17) Chang, W. C., et al.：Human plasmin induces a receptor-mediated arachidonate release coupled with g proteins in endothelial cells. Am J Physiol. **264**：271-281, 1993.
18) 石原陽子ほか：Tranexamic acid のプロスタグランディン合成阻害作用に関する研究．薬理と治療．**6**：68-72, 1978.
19) Weide, I., et al.：Plasmin is a specific stimulus of the 5-lipoxygenase pathway of human peripheral monocytes. Tromb Haemost. **76**：561-568, 1996.
20) 佐々木浩子ほか：Tranexamic Acid の抗炎症作用機序の検討．薬理と治療．**22**：1429-1435, 1994.
21) 土岐尚親ほか：ヒスタミン遊離に対するトラネキサム酸の影響(2)．診断と新薬．**18**：217-223, 1994.
22) Cho, L. H., et al.：The effect of whitening components on human melanocytes in vitro. 3rd Scientific Conference of the Asian Societies of Cosmetic Scientists. 162-168, 1997.

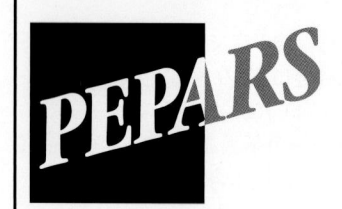

◆特集/シミ・肝斑治療マニュアル

肝斑治療

外用治療の選択：何をどう使うか

吉村浩太郎*

Key Words：トレチノイン(tretinoin)，ハイドロキノン(hydroquinone)，炎症後色素沈着症(post-inflammatory hyperpigmentation；PIH)，化粧品皮膚炎(cosmetic dermatitis)，後天性真皮メラノサイトーシス(acquired dermal melanocytosis；ADM)

Abstract 肝斑の治療は，臨床診断の正確さがまず第一に重要であり，鑑別疾患として炎症後色素沈着症，色素沈着型接触皮膚炎(化粧品皮膚炎，リール黒皮症)，後天性真皮メラノサイトーシスが挙げられる．治療では，ハイドロキノンの単独使用で，時間がかかりながらも安全に行うことが第一選択で，重症や難治症例ではトレチノイン・ハイドロキノン併用療法が効果が高く望ましい．しかし副作用を伴うため，処方医が患者の外用行為の管理・指導を的確に行うことが成否の鍵となる．

特徴

肝斑は顔面，主に頬部に左右対称に出現する扁平な色素斑である．色調は一様で薄い茶色から焦げ茶色を呈し，前額，こめかみ，上口唇，顎部にも広がって存在することもある[1)2)]．ホルモンの変動を契機として発症することが知られ，日光への曝露により悪化する．20代以降(30代が最も多い)に発症し，女性に多くみられ，男性患者は稀である．肝斑の患者は，炎症により炎症後色素沈着症(PIH)を高率に起こす．治療で重要なのは，まずは鑑別診断である[3)]．

診断

鑑別で重要なのは，PIH，色素沈着型接触性皮膚炎(化粧品皮膚炎，リール黒皮症)と後天性真皮メラノサイトーシス(ADM；遅発性太田母斑やHori's nevusとも呼ばれる)である．PIHの特徴は，色素はびまん性に広がり，辺縁はすべて不鮮明である．原因となる炎症によっては非常に診断しやすいが，日常的な炎症によるものは，やはり顔面で対称性であるために肝斑と間違われやすく，経年経過により真皮内に滴落して色素沈着型接触性皮膚炎へと進行する．対称性のPIHは，摩擦や接触と関係するために，頬骨や下顎骨の隆起部を伴うことが多く，肝斑同様に眼瞼にはみられないことが多い．肝斑はその辺縁の形態が不自然で，また辺縁の一部(全部ではない，例えば顔の中心側が明瞭で周囲側が不明瞭など)が極めて明瞭であることが多いため，こうした点に留意すれば，PIHとの鑑別は容易である(図1)．色素沈着型接触性皮膚炎はやはり辺縁が不鮮明であるが，色調が濃くなり，黒褐色や青みがかった黒色を呈し，真皮成分があることがうかがえる(図2-a)．

ADMは，辺縁が不鮮明の斑点が散在したり，癒合した状態を呈していて，色調は褐色から青みがかった褐色まで様々である．頬骨隆起部，こめかみ，鼻翼辺縁に頻繁にみられる．眼瞼だけに均一にみられるパターンも存在する．ADMはPIHを伴うことも多く，その場合，特に肝斑に間違われやすい(図2-b)[4)]．

---

* Kotaro YOSHIMURA，〒329-0498 下野市薬師寺3311-1 自治医科大学形成外科，教授

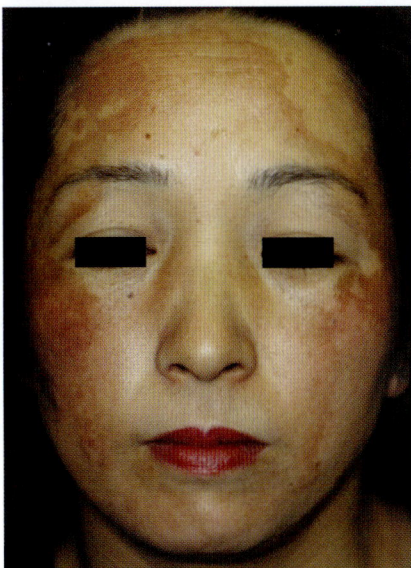
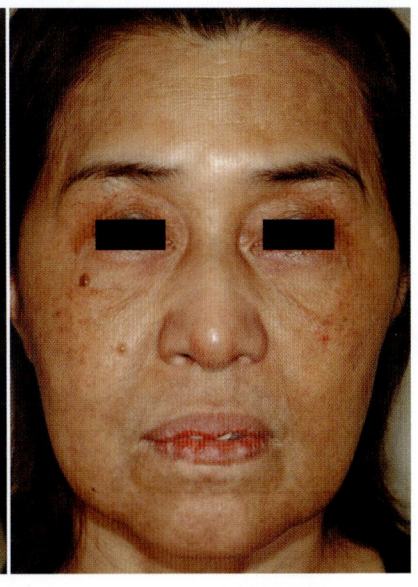

図 1.
肝斑と炎症後色素沈着症の鑑別
肝斑(a)は部分的に境界が明瞭である．炎症後色素沈着症(b)は，境界はすべて不明瞭である．炎症後色素沈着症が摩擦で起こる場合は頬骨や下顎骨など隆起部に出やすい．どちらも眼瞼は伴わないことが多い．

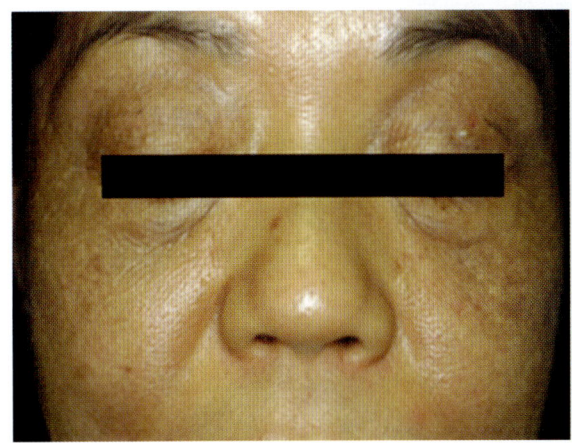
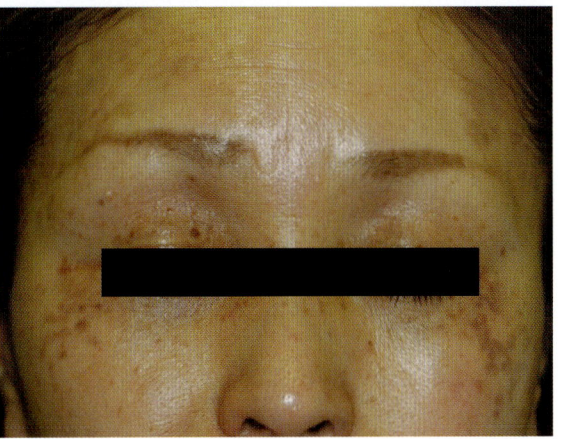

a|b　　　　　　　　図 2．その他の肝斑の鑑別疾患
　a：化粧品皮膚炎(化粧品を原因とする継続的炎症により起こる色素沈着型接触皮膚炎)．リール黒皮症とも言う．
　b：後天性真皮メラノサイトーシス
　　どちらも，色素沈着の真皮成分を伴うため，治療にはQスイッチレーザー治療を組み合わせる必要がある．

治　療

悪化予防には紫外線や炎症の予防，治療にはメラニンの合成抑制，および表皮基底層に蓄積したメラニンの排出促進などが目的となる．本稿では外用剤での治療について述べる．

1．メラニンの新陳代謝

真皮内の色素沈着は簡単に変わらないが，表皮内のメラニンは新陳代謝を常時繰り返している．メラニンは基底層のメラノサイトで作られて周辺の表皮角化細胞に分配され核を紫外線から保護する．一方，その表皮角化細胞は，分化して上層に移動し，最後は角化細胞(垢)となって，排出される．このように表皮角化細胞の一生のサイクルとともに代謝されると考えられる[3]．この表皮内のメラニンの代謝(産生から自然排出)は，臨床的には3か月程度のサイクルではないかと考えられる．

2．メラニンの合成抑制

メラニンの合成抑制を目的とした薬剤は，漂白剤，脱色剤，美白剤(bleaching agent, hypopigmenting agent）などと称されるが，あくまで今後のメラニン合成抑制であり，既に存在するメラニンの排出を促進するわけではない．すなわち，理論上3か月間適切に使い続ければ，その薬剤の効能が臨床結果として表れるはずである．

現在使われている漂白剤には石炭酸系と非石炭酸系に分類される．ハイドロキノンは代表的な石炭酸系の脱色剤で，効果が高いとともに，効果は可逆性で安全性の高い薬剤である．チロシナーゼの抑制によりドーパからメラニンへの生成を強力に阻害する．外用されるハイドロキノンは5％までの濃度で広く使われているが，濃度が高くなるにつれ効果が強くなる一方，刺激性の皮膚炎を起こしやすくなる．コウジ酸は *Aspergilline oryzae* 由来で，ハイドロキノン同様チロシナーゼの抑制を示す．アゼライン酸は非石炭酸系の薬剤でやはりチロシナーゼの作用を抑制する[5]．上記の薬剤はどれも医薬品としては本邦では未承認であるため自家調剤することが必要となるが，一部の薬剤は低濃度で外用化粧品として市販されている．

3．メラニンの排出促進

グリコール酸（glycolic acid）はアルファ・ハイドロキシ酸（AHA）の1つで，塗布により角質が薄くなり炎症も起こるためターンオーバーが速くなり，表皮内メラニンが排除されやすくなる．同時に使用する漂白剤も効きやすくなる．濃度およびpHの違う様々な製品があるが，患者が使用する外用剤として使用できるのはpH3以上のものである．肝斑も表皮型であれば有効とする報告もある[6]．

最も効能の高いメラニン排出剤はトレチノイン（tretinoin, *all-trans* retinoic acid）である．トレチノインは，メラノサイトのメラニン合成を抑制する働きはないが，ケラチノサイトの増殖と表皮のターンオーバーを強く亢進させる[7]．肝斑の治療でも多くの論文で有効性が示されている[8]．トレチノインの外用剤は未承認であるため，やはり自家調合（0.1～0.4％）が必要である．同じようなレチノイドとして，アダパレン（0.1％ディフェリン®

ゲル）がニキビ治療外用薬として承認されており同様の効能を示すが，自家調合のような濃度の変更はできない．レチノイド外用剤の問題点は，副作用として起こる皮膚炎（紅斑，落屑）と耐性獲得（継続使用していると効かなくなる）が挙げられる．

4．複合外用療法

治療効果を最大限にしたい場合は複合療法が望ましい．たとえば，AHAとハイドロキノンや，トレチノインとハイドロキノンである．AHAを併用することで，ハイドロキノンの効能が高くなるし，強い副作用や耐性がないため，安心して継続使用が可能である．一方，トレチノインの場合は，効能が高い一方で，使用上の注意が必要である．

＜トレチノイン・ハイドロキノン療法の患者指導法とコツ＞

基本的な治療プロトコールは，トレチノイン（0.4％水性ゲル）を色素沈着の部位だけに，その上からハイドロキノン（4～5％外用剤）を顔全体に薄く塗布する[9]．この漂白治療を2～8週間行い，その後で，ハイドロキノン単独の治療を4～8週間行う．この治療を1クールとして，必要に応じて，2か月間のトレチノインの休薬期間をあけて，再度行う．

未承認薬であるトレチノインの外用剤をあえて使用する意義はその特徴である強力な表皮メラニン排出作用にある．その効果を十分に引き出しつつも，副作用である皮膚炎を可及的に抑えるための，指導上のコツを下記に列挙する．

1）ステロイド剤を併用しないこと．ステロイドを使用することにより，表皮メラニンの排出が悪くなる．

2）トレチノインは色素沈着の強い範囲のみに極少量，ハイドロキノンは顔全体に極少量使用すること．トレチノインとハイドロキノンは別々の製剤とする．使用する範囲も期間も異なり，トレチノインは，強く，狭く，短期間使用する．

3）トレチノインの連続使用期間は最長でも8週間程度とすること．耐性により本来の有効性が得られなくなる．1～2か月程度のブランクを置く

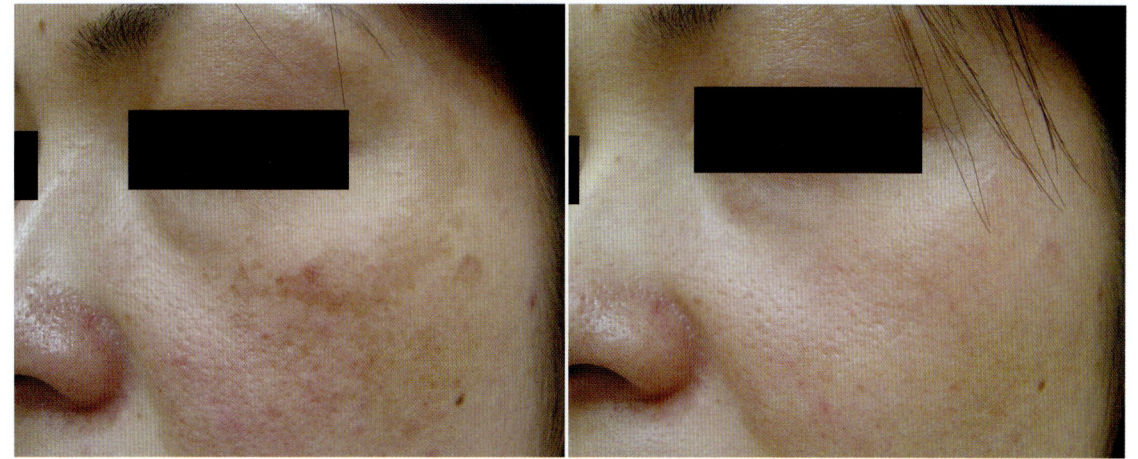

a|b

図3. 症例1：27歳, 女性
両頬部の肝斑(治療前：a)に対して, トレチノインとハイドロキノンの併用療法を2か月, ハイドロキノンのみを2か月, その後再びトレチノインとハイドロキノンの併用を2か月行った(治療後：b). 色素斑はほぼ消失している.

ことで完全ではないが, 一定の有効性が得られるようになる.

4) 初診患者がトレチノイン塗布を始める場合は, 必ず1週間後までに診察を行い, 患部の状態に応じて, 適切な指導を行うこと. その後も必要に応じて, 頻繁に診察を行い, 適切な使い方を習得させること.

5) トレチノインは高濃度のもの(0.4%水性ゲルなど)を使用し, 単位面積あたりの投与量を塗布回数を変えることにより, 調節する. 例えば, 2日に1回で始めて, 1日4〜8回など塗布回数を増やすことで, 1つの外用剤で(単位面積あたりの)投与量を10倍以上調節可能である. 投与量を多くしたい場合は, 在宅時間内に集中して(例えば1時間おきに数回)塗布させる. 投与量といっても, 決して塗布量を多くしてはいけない. 塗布回数を増やすことで高い1日投与量を実現させる.

6) トレチノインをうまく使用できず, 皮膚炎が広がる場合は, トレチノインを使用しない部位に, 先にハイドロキノンを塗布して, 誤ってトレチノインが広がるのを防ぐ.

7) 治療に伴う皮膚炎を治める際には紅斑が消失するまでハイドロキノンを継続的に使用すること[9]. 治療に伴う炎症後色素沈着症を防止できる. 治療終了後もハイドロキノンの継続使用により, 再発や新生を予防できる.

症　例

症例を供覧する(図3, 4).

症例による治療方針および考察

肝斑はPIHやADMと誤診されることも多い上に, PIHを伴うことも多い. まずは正しい診断を行うことが重要である. 治療は, まずはハイドロキノンによる外用治療が第一選択であり, ビタミンCのローションやAHAの併用により, さらに広い範囲の患者に有効になる. 炎症を惹起する可能性のあるあらゆる日常的な行為を排除して, 2か月間の外用治療を行い, 治療効果を治療前と治療後で判定する. 多くの患者で一定の効果が確認できるので, その場合はその治療をさらに2か月継続して, さらに評価を加えて, 効果がみられなくなるまで継続する.

重症の肝斑では, トレチノインとハイドロキノンを使用する. この複合漂白療法は, 適切な指導を行えば, レーザーなど他の治療では決して得られない高い効能を示す. 副作用はあるものの, レーザーと併用することにより, あらゆる種類の色素沈着を計画的に治療することが可能である. 肝斑にトレチノインとハイドロキノンを用いる場合は, 治療に伴う炎症によって逆に引き起こされるPIHにも十分に気を付けながら, 治療を行う必要

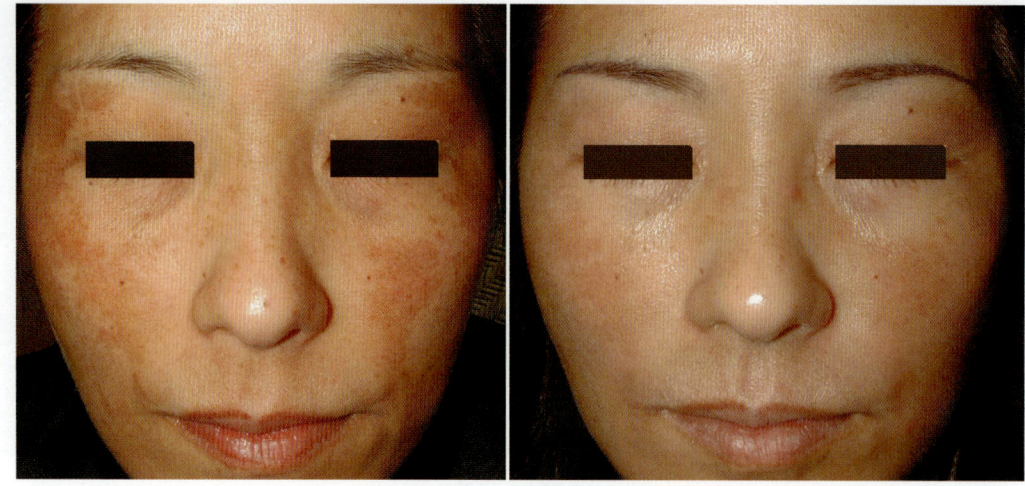

図 4. 症例 2：50 歳代, 女性　　　　　　　　　　　　　　　　　a｜b
20 歳代後半に出産し，それ以降両頬部の色素斑が悪化した（治療前：a）. トレチノインと
ハイドロキノンの漂白療法を 2 か月行い，その後ハイドロキノンを単独で 3 か月塗布し
た（治療後：b）. 色素斑は完全ではないが，おおむね消失している.

がある. すなわち，トレチノインを中止しても，炎症（紅斑）が完全に収まるではハイドロキノンは決して中止してはいけない.

さらに真皮内の色素沈着を伴う肝斑は，色が濃く，黒もしくは灰色を帯びた色調を呈している. この場合は，色素沈着型接触皮膚炎と同様に，トレチノイン・ハイドロキノン療法を 2 か月行った後で，Q スイッチルビーレーザー照射を行い，そのあとで再びトレチノイン・ハイドロキノン療法を行う[3)4)].

トレチノイン・ハイドロキノン併用療法は，なにかと PIH の多い東洋人においては極めて有用性が高いと言える. しかし，患者が毎日丁寧に塗布する治療であり，使用法や投与量が治療結果を大きく左右する治療である. すなわち，処方医が頻繁に（開始直後は 1 週間毎）診察し，管理・指導を的確に行えるかどうかが治療の成否の鍵となる.

参考文献

1) Fitzpatrick, T. B., Eisen, A., Klaus, W., et al.：Melasma. Dermatology in General Medicine 3rd ed. 848-849, McGraw-Hill, New York, 1987.
2) Kang, W. H., Yoon, K. H., Lee, E. S., et al.：Melasma：histopathological characteristics in 56 Korean patients. Br J Dermatol. **146**2：228-237, 2002.
3) Kurita, M., Kato, H., Yoshimura, K.：A therapeutic strategy based on histological assessment of hyperpigmented skin lesions in Asians. J Plast Reconstr Aesthet Surg. **62**：955-963, 2009.
4) Yoshimura, K., Sato, K., Aiba-Kojima, E., Matsumoto, D., Machino, C., Nagase, T., Gonda, K., Koshima, I.：Repeated treatment protocols for Melasma and Acquired Dermal Melanocytosis. Dermatol Surg. **32**：365-371, 2006.
5) Verallo-Rowell, V. M., Verallo, V., Graupe, K., et al.：Double-blind comparison of azelaic acid and hydroquinone in the treatment a curative treatment. J Dermatol. **271**：64-65, 2000.
6) Javaheri, S. M., Handa, S., Kaur, I., et al.：Safety and efficacy of glycolic acid facial peel in Indian women with melasma. Int J Dermatol. **405**：354-357, 2001.
7) Yoshimura, K., Tsukamoto, K., Okazaki, M., et al.：Effects of all-trans retinoic acid on melanogenesis in pigmented skin equivalents and monolayer culture of melanocytes. J Dermatol Sci. 27 Suppl 1：S68-S75, 2001.
8) Griffiths, C. E., Finkel, L. J., Ditre, C. M., et al.：Topical tretinoin (retinoic acid) improves melasma. A vehicle-controlled, clinical trial. Br J Dermatol. **1294**：415-421, 1993.
9) Yoshimura, K., Harii, K., Aoyama, T., Iga, T.：Experience with a strong bleaching treatment for skin hyperpigmentation in Orientals. Plast Reconstr Surg. **105**：1097-1108, 2000.

◆特集/シミ・肝斑治療マニュアル

肝斑治療
レーザートーニングとは

近藤謙司[*1] 山下理絵[*2]

Key Words：レーザートーニング(laser toning；LT)，肝斑(melasma)，後天性真皮メラノサイトーシス(acquired dermal melanocytosis；ADM)，加齢性混在型色素斑(aging complex pigmentation；ACP)，Qスイッチ Nd：YAG レーザー(Q-switched Nd：YAG laser)

Abstract　レーザートーニング(LT)とは，波長 1064 nm の Q スイッチ Nd：YAG レーザーを使用し，従来のアザ治療時のエネルギー密度(J/cm^2)の半分以下で，照射間隔を1〜2週間に1度とし，表皮色素性疾患に対し痂皮形成などのダウンタイムなしに色調の改善を図った治療である．従来，色素性病変は，選択的光熱融解(selective photothermolysis；SPTL)の理論のもとに行われてきたが，LT はこの概念では説明できない．選択的にメラニンを破壊する従来からのシミのレーザー治療は，確かに肝斑治療には無効であった．しかし，LT により，難治症例や内服，外用ができない症例などの治療も可能になり，肝斑治療のセカンドステップとして有効性を認めている．肝斑にレーザー治療は禁忌ではなくなった．この9年間の当院で行ってきた LT に関して報告する．

はじめに

老人性色素斑にはレーザー治療が適応であり，肝斑には禁忌であることはシミ治療をしている多くの医師が持っている知識であった．日本人の老人性色素斑に対して Q スイッチレーザーを施行した場合，44％に炎症後色素沈着症(PIH)を生じる[1]．PIH を起こした症例は，多くの医師が経験してきた如く，後療法により完全に消失するものもあるが，ほとんどの症例は何らかの形で残存することが多かった．老人性色素斑の Q スイッチレーザーによる完全消失率は，当院の統計で5割である．一方，同方法は，肝斑に対しては禁忌とされていた．従来，肝斑治療の中心は，トラネキサム酸を主とした内服やメラニン産生を抑制する外用剤であり，十分に有効性を認めている．しかし，この治療でも残存するものもあり，また内服や外用が使用できないこともある．このような場合，医療側の次の手段として，ケミカルピーリング，イオントフォレーシスや IPL(Intense Pulsed Light)など，他の治療を行うこともあったが，決め手となる方法は全くなかった．2008年，Qスイッチ Nd：YAG レーザーを用いたレーザートーニング(LT)という手法が，肝斑に対する次のステップの治療として本邦では山下より報告された[1]．本稿では，当院で行ってきた LT に関して述べる[2〜4]．

従来までのシミに対するレーザー治療

シミは表皮のメラニンがターゲットになるので，Q スイッチルビー，アレキサンドライト，半波長 Nd：YAG レーザーを治療機器として選択することがスタンダードである．波長だけを考えると 694 nm の Q スイッチルビーレーザーが理想的であり，メラニンを含有する細胞を選択的に標的とする．シミ治療は選択的光熱融解(selective photothermolysis；SPTL)の理論のもとに行われてきた[5]．病理学的所見では照射後メラニンを含有する表皮細胞の空胞形成がみられる．レーザーがメラニン顆粒にあたると数十 nsec で 1,000℃

[*1] Kenji KONDO，〒247-8533　鎌倉市岡本 1370-1　湘南鎌倉総合病院形成外科・美容外科，医長
[*2] Rie YAMASHITA，同，部長

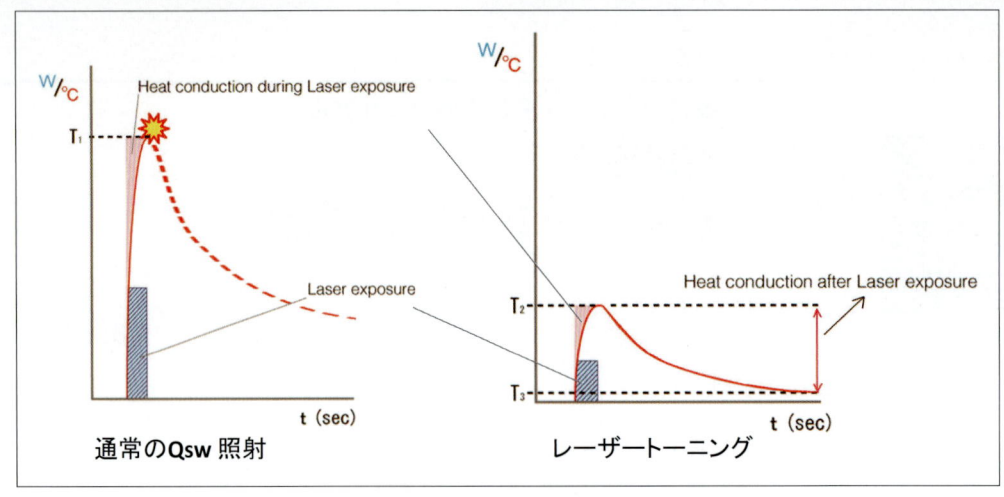

図 1. 熱伝導による作用図（文献 9 より引用）
通常の Q スイッチレーザーとレーザートーニングの違いを示した．

近くに温度が上昇する．メラニン周囲にある水分や内部で結合している水は 1,000℃ になる前に気化する．急激に熱エネルギーを与えられたため，水は急速に気化し，分子運動が音速を超える時に音の壁を突き破る．そのショックが衝撃波となり空胞を作り出す．このように従来のシミに対するレーザー治療は，メラニンを破壊するエネルギー密度(J/cm^2)を使用しメラニン除去を行い，その結果，臨床的には痂皮形成を起こし，痂皮の除去とともに，メラニン排泄が行われていた．同様の治療を，当初は肝斑に対しても行っていたが，再発，増悪を繰り返した．また，肝斑の上にある老人性色素斑を照射しても同じ結果であった．1994 年に Taylor, Anderson[6]が，Q スイッチルビーレーザー治療は，表皮の良性色素病変の除去に有効であるが，肝斑や PIH には有効性を認めなかったと報告し，症例数は少ない（肝斑は 4 例）報告であったものの，"肝斑にレーザー治療は禁忌"という言葉にエビデンスが追加された．一方，同じシミの治療でも，LT はこの概念では説明できない．

Q スイッチ Nd：YAG レーザー

1992 年に発売され，先に販売されていた Q スイッチルビーレーザーや Q スイッチアレキサンドライトレーザーと適応は変わらず，安価で軽量化され本邦でも臨床に多く使用された．同一機器から，1064 nm と 532 nm の 2 つの波長のレーザー光を出すため，表皮色素性病変と真皮色素病変や刺青など，1 台での利用価値は高かった．波長 1064 nm の Nd：YAG は，ヘモグロビン，メラニンおよび水などに吸収されるが，その選択性は低い．メラニンに吸収される 694 nm のルビーや 755 nm のアレキサンドライトと比較すると色素選択性は低いが，波長が長く散乱が減少するため組織への深達性は高い．Q スイッチ Nd：YAG レーザーは，その後 rejuvenation 目的で，顔面に青いカーボンを塗布し，その上に低めのエネルギー密度(J/cm^2)を用いてレーザー照射を行う方法が報告された．光治療同様に，照射後の変化は紅斑程度でダウンタイムもほとんどなく，一時ブームとなった．しかし，当時使用していたレーザーは，ビームプロファイル，スポット内でのエネルギー分布は，中心部ほど高く，周囲に行くほど低くなるガウシアンタイプであるという欠点があった．その後の技術開発により，Q レーザーのビームプロファイルが，フラットタイプに近づき，より安全に rejuvenation の機器として使用されるようになった．2008 年に入り，Q スイッチ Nd：YAG レーザーを使用した新たな rejuvenation 治療が報告された[7)8)]．通常，表皮の病変には使用しない 1064 nm で，低いエネルギー密度(J/cm^2)＝フルエンスを使用し，レーザートーニングと呼ばれた[1)9)]（図 1）．この手法では，照射フルエンスが低いため，照射後の病理学的所見では空胞形成は

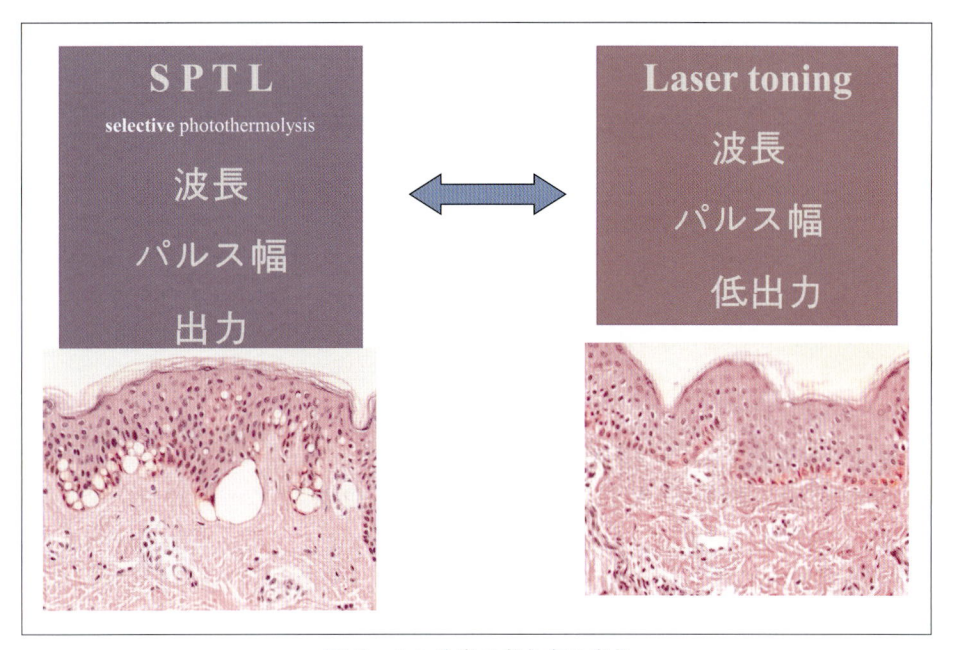

図 2．シミ治療の考え方の変化
シミ治療には従来からある SPTL とレーザートーニングがあり，それぞれの照射直後の病理組織像を示す．

みられず，臨床的にも痂皮形成は起こらない（図2）．当院では，2008 年からこの治療方法を導入し症例を重ねてきた．当初はこの方法で肝斑が改善するとは思ってもみなかった．同様に低いフルエンスで行った rejuvenation 治療の報告は散見されていたが，治療間隔は 1 か月以上あけた方法であった．

レーザートーニング(LT)とは

LT の治療の原則は非常に簡易である．波長 1064 nm の Q スイッチ Nd:YAG レーザーを使用，韓国では Q スイッチアレキサンドライトレーザーも使用されている．エネルギー密度(J/cm^2) 設定を真皮病変に使用するよりも低く設定（当院では $2.8～3.2 J/cm^2$），スポットサイズは直径 6～7 mm を使用して，皮膚から 2 cm 程度離した中空照射，照射スピード 10 Hz で 2～3 pass を照射し，これを 1～2 週間という短い間隔で行う．我々は，「低出力レーザー」という言葉を使用していたが，学会では「低出力」の定義が議論になった．一般的には，レーザーの強度は出力で表し，その単位はワット（Watt：W）である．レーザーのパワーは以下の 4 つ，強度（Intensity）は W，パワー（Power, Volume）は W/cm^2，エネルギー（Energy）は J（ジュール），フルエンス（Fluence）は J/cm^2 で表し，それぞれの用途によって使い分けられている．炭酸ガスレーザーなどの CW（連続発振）レーザーでは，W を用いることが多く，パルスレーザーは，1 発のパルスに含まれる全エネルギー（J）が使用される．教科書的な低出力の定義は，1 W 未満（J（ジュール）＝W（ワット）×t（タイム））で，Q レーザーを W 換算すると，GW（ギガワット）になり，LT は低出力の定義からは外れる．しかし，ここで使用している低出力とは「相対的な低出力」である．我々は低出力という一般的にわかりやすい言葉を使用していたが，海外の報告では，低フルエンス（low fluence）が使用されている．また，LT では臨床的には痂皮形成を起こさず，表皮へのダメージがなく，軽度の紅斑が生じるのみで，直後の病理所見では，空胞形成がみられない出力を使用している．手法に関しては曖昧な点が多いことは事実であるが，今までここまで細かくレーザー照射方法自体が議論されたことはない．LT に対して，「言葉がひとり歩きしている」などとの批判もあるが，LT を始めたほとんどの人のソースはおそらく当院で行っている方法を学会で

表1. プレトリートメント

内 服	トラネキサム酸：1,500 mg/day ビタミンC　　：3,000 mg/day ビタミンE　　：600 mg/day
外 用	5％ビタミンCローション 1％コウジ酸・2％トラネキサム酸クリーム APPSフラーレンローション 5％ハイドロキノン UVケア

うか．クロモフォアを破壊しなくても微小なダメージを定期的に与えるだけで，肝斑の制御および再発を遅らせることができることが予測される．メカニズムに関しては，肝斑の解明とともに，多くの施設でのLTのエビデンスの追求，有効，無効の解析に期待している．

肝斑の実際の治療

1．初診時

初診時にすべきことは，患者さんの素顔を観察し，シミの診断を行う．そしてスキンタイプを記載し，記録写真を撮ることである．単疾患のシミであることは非常に少なく，肝斑がベースにあるACPであるかどうか，後天性真皮メラノサイトーシス(acquired dermal melanocytosis；ADM)の有無も診断する．初診時には，日焼け対策，洗顔方法などの生活習慣の指導，およびプレトリートメントの方法を説明する．治療は，内服，外用のプレトリートメントから導入する．ビタミンC，E，トラネキサム酸の内服，ビタミンCローション，コウジ酸・トラネキサム酸クリーム，APPSフラーレンローションの3種類は，朝晩2回顔全体に塗布，そしてハイドロキノン軟膏は，老人性色素斑の上だけに夜1回塗布するように指示をする．プレトリートメントのみで薄くなる症例は非常に多い(表1)．このプレトリートメントを2〜3か月行うが，1か月後には必ず再診の予約を入れる．また，初診時に肝斑を以下の2つに分けている[4]．

① **A型肝斑(タイプA)**：真の肝斑であり，表皮基底層のメラニンが多く，その上部のケラチノサイト内にもメラニンを認める．また，真皮上層にも少量のメラノファージを認めることがある．

② **B型肝斑(タイプB)**：摩擦などによる慢性的なPIHで，表皮基底層の変性とメラニンの増加，そして真皮上層部にも少量のメラノファージが散在し，さらに血管拡張や時に炎症性細胞も認める．B型肝斑の方が他の疾患を合併していることが多い．いずれのタイプも，単独で存在するこ

聞いたり，作成した肝斑治療マニュアルから得た情報をもとに治療を開始していると考えている．なぜなら，従来までのSPTLの概念では，1064 nmを用いて表皮性の病変であるシミ治療を行うという考えには至らないからである．もちろん，日本で行われている治療の基本は同じであると思われるが，各施設によるアレンジや手法の変化までを確認しているわけではない．当院では，LTに対しては何度も，いろいろな治療パターンを行い，試行錯誤しながらマニュアル作成を行ってきた．適応疾患は，表皮のメラニン顆粒が過剰な状態，山下が使用している加齢性混在型色素斑(aging complex pigmentation；ACP)，肝斑，老人性色素斑，雀卵斑，PIHで，色むらをなくす治療である．最近では，治療が難しい扁平母斑にも有効性を認め，美容治療以外，小児のアザ治療にも使用できる症例があることがわかってきた．LTでは，照射後痂皮形成は起こらず，病理組織学的検討でも表皮メラニン顆粒は破壊されていない．メカニズムも，少しずつ解明されてきている．肝斑の直接的なクロモフォアはメラノゾームでありそれを含む表皮上層のケラチノサイトが熱変性を受け，ターンオーバーが亢進し，メラニン排泄が亢進する[10)〜12)]．電子顕微鏡による報告では，メラノサイトの樹状突起の短縮により，stage Ⅳのメラノゾームの排泄の抑制による減少[11)]，およびメラノサイトの変形[13)]も認めている．また，真皮からのパラクリンを介したメラノサイトへの作用も考えられる．従来のSPTLだけでは説明できない新たな色素性病変に対する効果，生化学的効果の解明も始まっている．おそらく，どのレーザー治療にも low-level laser therapy(LLLT)的な効果があるのではないだろ

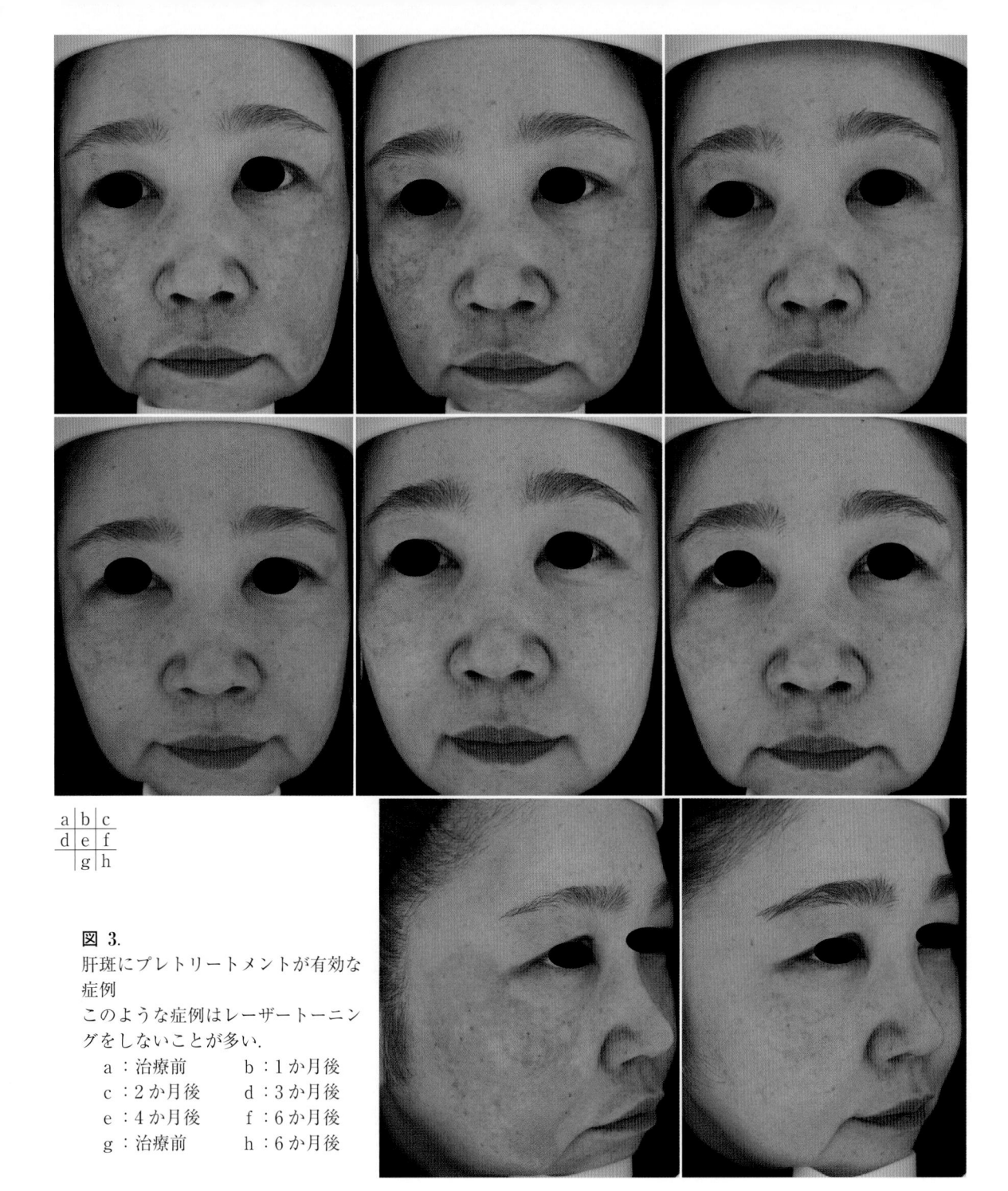

図 3.
肝斑にプレトリートメントが有効な症例
このような症例はレーザートーニングをしないことが多い.
a：治療前　　b：1か月後
c：2か月後　d：3か月後
e：4か月後　f：6か月後
g：治療前　　h：6か月後

ともあるが，そのほとんどは，他のシミ疾患，ケラチノサイト異常や他のメラニン異常を伴っていることが多い．

2．再診：1か月後

診察ではまず素顔を観察し，シミの状態を把握，そして，薬剤によるトラブルを確認する．変化があるようなら写真撮影，そして内服，外用で不足しているものを問い処方する．薬のなくなり方，そしてこの治療に対する患者の訴えなどを聞き，治療に対する満足度や患者のキャラクターを把

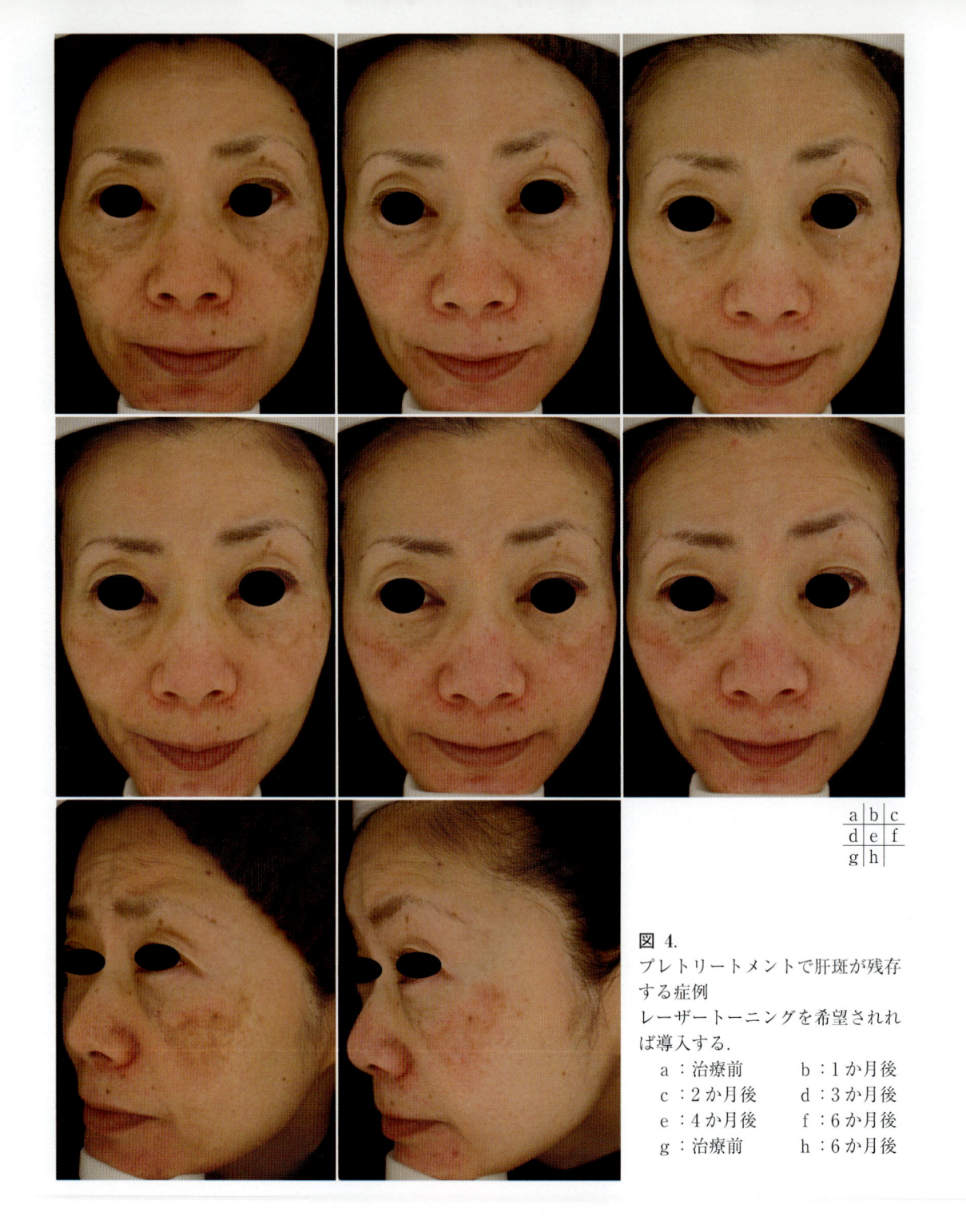

図 4.
プレトリートメントで肝斑が残存する症例
レーザートーニングを希望されれば導入する.
a：治療前　　　b：1 か月後
c：2 か月後　　d：3 か月後
e：4 か月後　　f：6 か月後
g：治療前　　　h：6 か月後

握する.さらに,1 か月後の予約を入れる.
3.再診：2 か月後
シミの色調の変化を観察し,残存色素の状態により,次に機器による治療の説明を行う.
プレトリートメントのみで有効な症例も多いが,中止すると再発するため継続することを説明する(図 3).
4.再診：3 か月時：機器による治療の開始
残存する肝斑(頬骨上部に多い)の状態を確認する.1064 nm の Q スイッチ Nd：YAG レーザーを

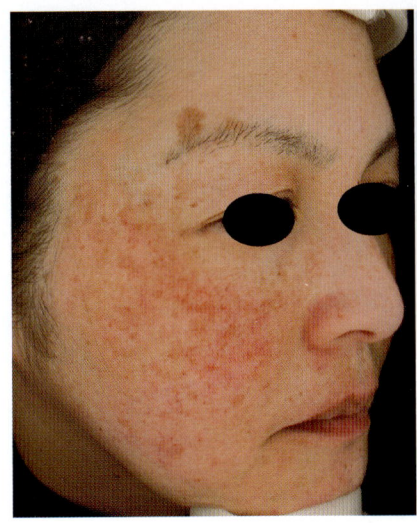

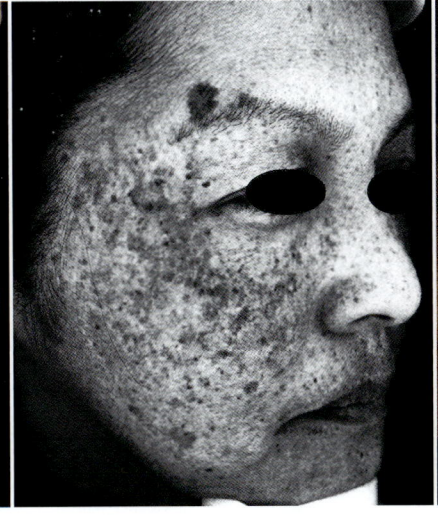

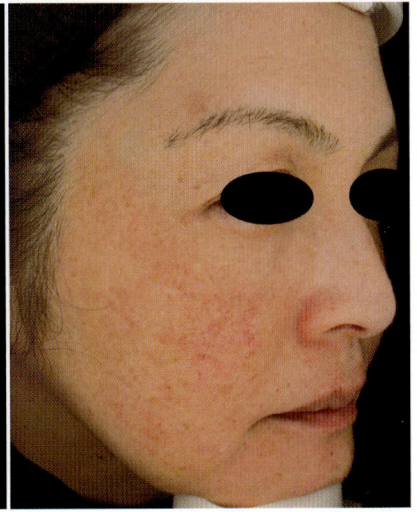

a．治療前　　　　　　　　b．治療前．UVカメラ像　　　　　　　c．レーザー2回後

図 5. B型肝斑．プレトリートメントで毛細血管が残存
ロングパルス Nd：YAG レーザー治療，レーザーピーリングを行った．

用いた LT を説明する．患者自身が，レーザーを希望しない場合は，プレトリートメントを継続してもらう(図4)．昔は，残存部位に Q スイッチルビーレーザーを照射したこともあったが，PIH のみを生じ，よい結果は得られなかった．肝斑への高出力レーザーはやはり禁忌であると考える．

5．レーザー治療

現在使用している Q スイッチ Nd：YAG レーザーは現在 2 機種で，米国，HOYA 社製，MedLite C6™，韓国，Jeisys 社製，TRI-BEAM™を使用し，波長 1064 nm，出力 2.8〜3.2 J/cm²，スポットサイズ 6〜7 mm で，皮膚面から 2 cm 離し，中空照射を行った．エンドポイントは皮膚表面に発赤が生じる程度，大体 3 pass の照射を行っている．麻酔は，希望者には EMLA®クリームを使用している．1 週ごとに，まず計 5 回治療，連続した治療をできる日程をプランニングする．その後の照射は，色素斑の状態をみて，回数を増やすこともある．8 回までは 1 週間に 1 度，8〜12 回までは 2 週に 1 度，その後は 1 か月に 1 度の治療を行っている．メンテナンス治療を希望する場合には 2 か月に 1 度の照射を行っている．照射出力は，肝斑に対しては，3.2 J/cm²を使用しノンスタック(重ねて同じ所を打たない)，ACP で老人性色素斑や脂漏性角化症にて角質が厚い場合には，4.1 J/cm²で，スタックをする．また，B型肝斑では，プレトリートメント後に茶褐色斑が減少し，毛細血管拡張が優位になることがある．このような場合は，ロングパルス Nd：YAG レーザーを使用し，当院ではレーザーピーリング(LP)と呼んでいるが，いわゆる Genesis(1064 nm，5 mm 径，0.3 ms，13〜14 J/cm²)による治療を行っている(図5)．

6．照射時の注意

メラニンが濃い部位は，はじめパチパチ音がするが，数 pass あてると音が徐々に弱くなってくる．髪の毛や眉毛に反応するので，レーザーをあてないように注意する．慣れない場合は，カバーする．アートメイクにも反応するので注意が必要である．鼻の下など，産毛が濃い部位も反応するので，スタックしないように，しっかり手を動かす必要がある．また，化粧や日焼け止めが残存していないか，照射前によく確認する．

7．照射後

紅斑が生じ，多少ピリピリする．10 分程度，アイスパックでクーリングするとよい．クーリングしても紅斑が残る場合は，ステロイドの外用剤を塗布して帰宅してもらう．化粧をして帰宅することも可能であるが，当院では 3 時間後より許可している．

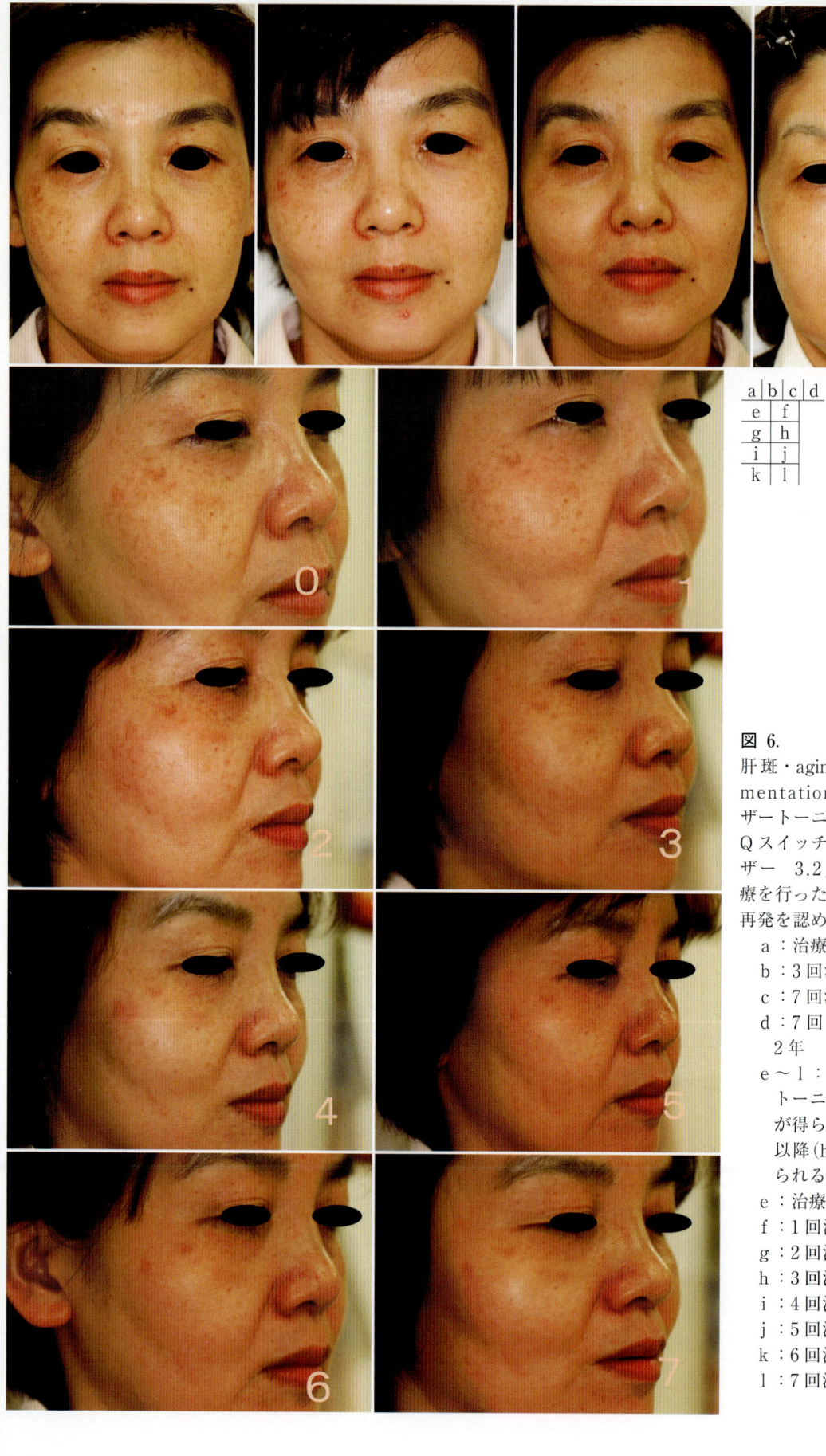

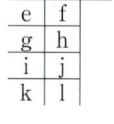

図 6.
肝斑・aging complex pigmentation(ACP)のレーザートーニング治療
QスイッチNd:YAGレーザー 3.2 J/cm² で 7 回治療を行った．治療後 2 年，再発を認めない．
a：治療前
b：3 回治療後
c：7 回治療後
d：7 回レーザー治療後 2 年
e〜l：何回のレーザートーニングで治療効果が得られるか？3 回目以降(h)より効果がみられる．
e：治療前
f：1 回治療後
g：2 回治療後
h：3 回治療後
i：4 回治療後
j：5 回治療後
k：6 回治療後
l：7 回治療後

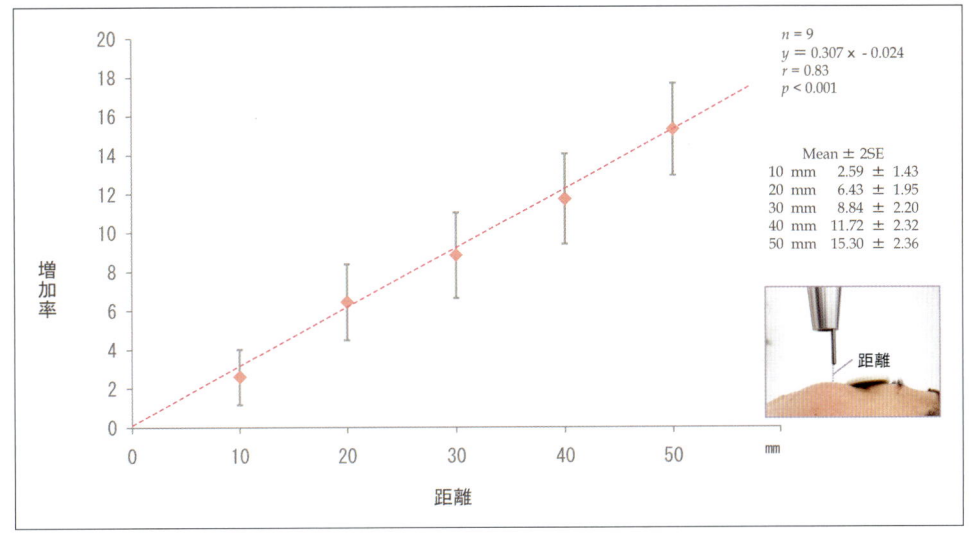

図 7. ハンドピースの先端からの距離とエネルギー密度の増加率（実測値）
MedLite C6™を使用し，皮膚表面から 10〜20 mm 離してもエネルギー密度の増加は 5％程度である．

8．治療間隔および効果の出現

1 週間に 1 度，5 回継続して行う．1〜2 回では全く効果がないため，十分に説明しておく．効果は 3 回目後よりみられる（図 6）．

9．合併症

当院では内服，外用のプレトリートメント後に LT を行っているためか，合併症の経験はほとんどない．また，肝斑が悪化した症例はない．

1）色素脱失：多回数の治療やスタックによることが多い．
2）熱アレルギーによる湿疹：1 週間ほど継続することもあるが，自然に軽快する．
3）肝斑の悪化
4）青色変化：金製剤・シオゾール内服の既往者は禁忌である．

10．合併症回避のために

LT で合併症が起こる可能性は低い．

A．手技の問題

照射出力：当院では $3.2\,\mathrm{J/cm^2}$ を基本として照射している．$2.0\,\mathrm{J/cm^2}$ や $2.5\,\mathrm{J/cm^2}$ など，より低い出力で行ったこともあったが，5 回で効果を出すには，$2.8〜3.2\,\mathrm{J/cm^2}$ が最適であった．最近では，照射出力を弱くする傾向になっている．

照射距離：皮膚面から離すと，出力は上がる．照射中に例えば患者が動いた時には，フットスイッチを off にすることはもちろんだが，離すより近づけるようにする．これに関しては，照射距離による出力の変化の検討を行った．皮膚表面から 10〜20 mm 離した場合，エネルギー密度の増加は 5％程度であった（図 7）．

手　技：スタックしないことは原則であるが，照射スピードを 10 Hz としているため，熟練しないとスタックしてしまうことがある．慣れていない場合は，出力を落とし，さらに 5 Hz を用いた方が安全である．

B．機種の違いの問題

機種によって，トップハットの状態は様々で，また同じ出力でもずいぶん違うため，所有している機器の最適出力を考える必要がある．

C．患者の状態

光アレルギーの有無，金製剤服用の有無，ピル服用の有無，プレトリートメントの状況，さらに日焼けの状態などを観察する．また，化粧，特にラメ素材が残存していないことを確認する．

肝斑に対する LT への意見への返答

1．トラネキサム酸の効果であり，LT の効果でない

NO：トラネキサム酸の内服は肝斑には必要である．当院では，トラネキサム酸や外用ができない

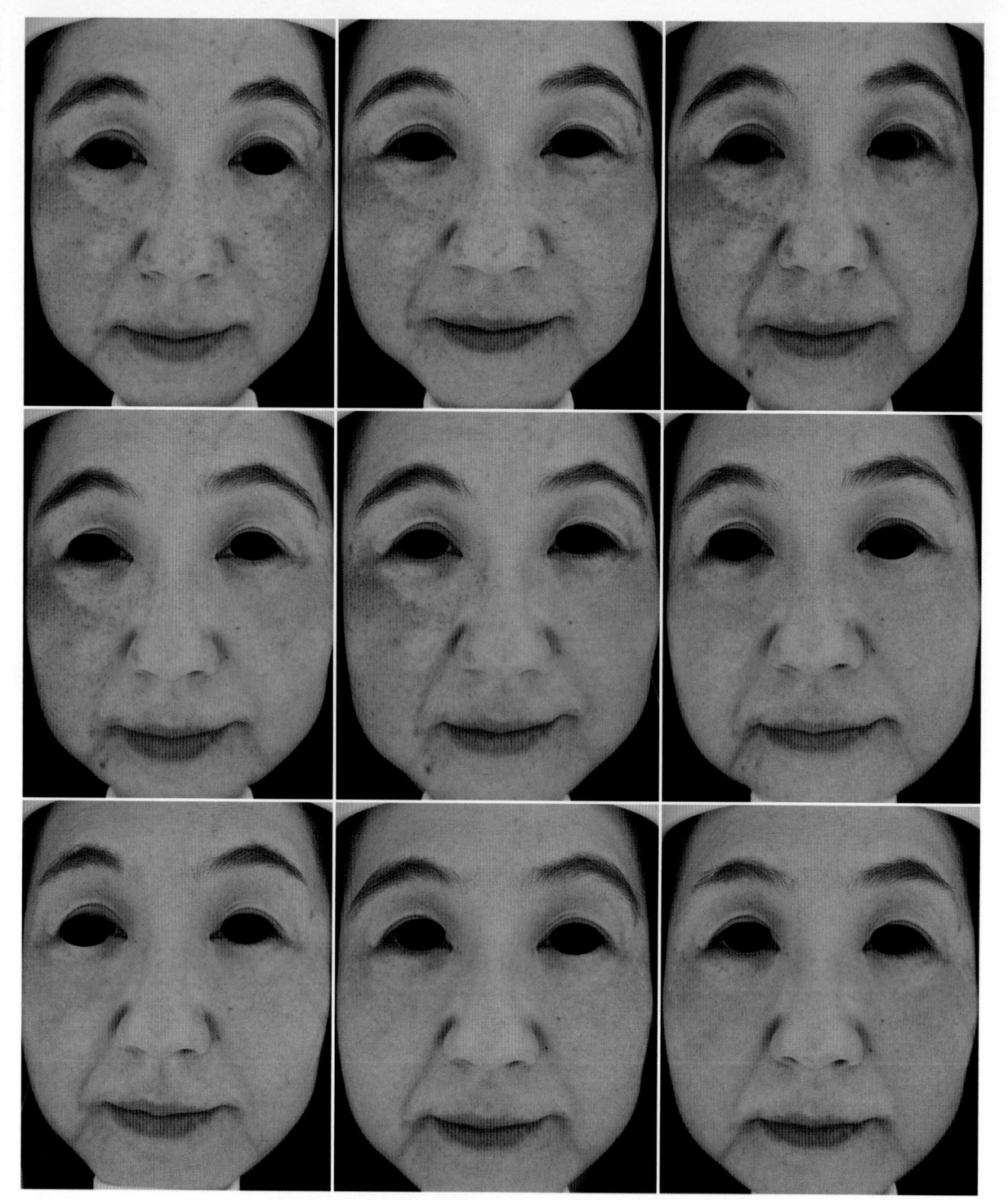

図 8. 肝斑に対するレーザートーニング
　内服，外用治療をせずに，レーザートーニング　3.2 J/cm² で照射し，有効性の検討のハーフサイド照射を行った．
　　a：治療前
　　b：3 回治療後 1 週．左側のみ治療
　　c：5 回治療後 1 週．左側のみ治療
　　d：8 回治療後 1 週．左側のみ治療
　　e：8 回治療後 3 か月．内服・外用なし．右側の治療開始
　　f：3 か月後から右側の治療を開始．右側 4 回治療後 2 週
　　g：右側 8 回治療後 1 か月
　　h：両側 8 回治療．左側 3 か月後，右側 6 か月後
　　i：8 回治療後 5 年

a	b	c
d	e	f
g	h	i

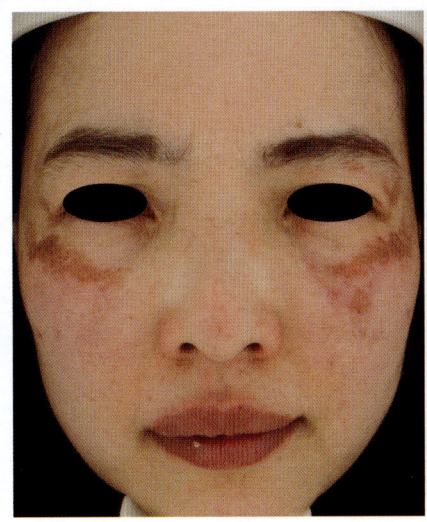

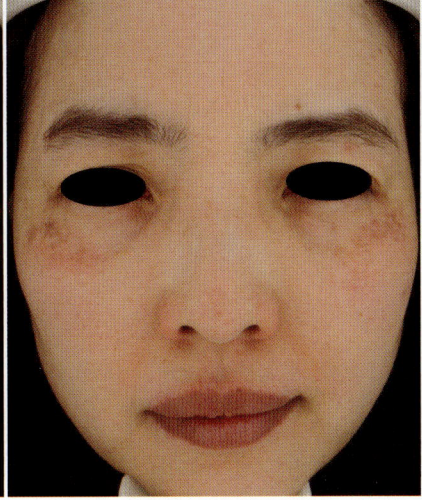

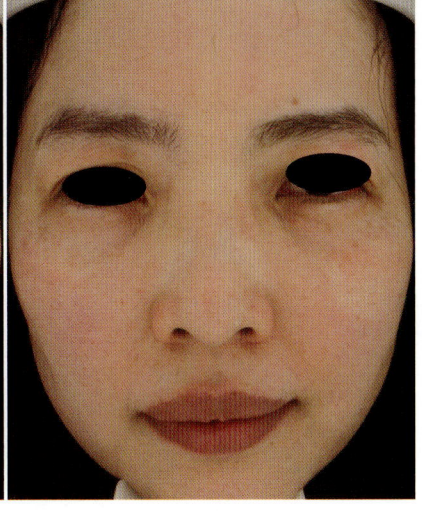

a. 治療前　　　　　　　b. 10回治療後1か月　　　　　c. 20回治療後3か月
図 9. 難治性肝斑
40代女性，薬剤治療ができないためプレトリートメントはしていない．多数回かかったが，レーザートーニング(3.2 J/cm^2)で改善した．

患者に対して，LT で有効性を認めている(図8). ただし，プレトリートメントを行わないと難治症例は多回数の LT を要することが多い(図9).

2．1週間に1度，PIH が起こる前にレーザーをあてている

NO：Q スイッチ Nd：YAG レーザーを，2～3 J/cm^2 で照射した場合，痂皮形成もなく PIH は起こらない．ただし，ハイドロキノン長期使用者，金製剤内服の既往がある場合は，PIH や青色変化を起こすことがある．1回照射で経過観察を行った症例では，PIH は起こらず，かつ効果もみられなかった．

3．肝斑でなく，ADM の治療をしているので有効なのでは

NO：ADM に対して長期に数例 LT を行ってみたが，多少は薄くなるが，表皮のメラニンは落ちるが有効であるとは言えない(図10)．真皮メラノーシスには，通常の Q レーザー治療が有効である．ただし，ADM では太田母斑より照射後色素沈着が起こることが多いので，この治療には LT が有効である．

4．色素脱失が起こる

YES：多数回の治療により起こる．原因は，機種によるものと手技によるものが考えられる．トップハットの機器かどうか，出力，手技，照射回数など過剰な治療はするべきではない．ただし，肝斑患者は照射前よりすでに色素脱失がある場合も多い．特に頬骨隆起部は注意が必要である．

5．その他のシミが取れている

YES：照射回数を増すと，老人性色素斑や脂漏性角化症も取れる．患者さんの満足度は上がる．ただし，老人性色素斑は肝斑より多数回の治療を要する(図11)．IPL で深追いするよりは安全と考えている．

6．肝斑が悪化する

YES：可能性はある．原因としては，プレトリートメント，トラネキサム酸の内服をせずレーザー治療をしたり，色素脱失同様に手技の問題もある．当院では，LT を行っても効果がでない症例もあるが，過度な PIH の経験はない．また，2～3回の治療では悪化しない．IPL の出力を上げると PIH を起こすことは多い．

まとめ

今までレーザーが禁忌と言われていた肝斑に対しても，LT により治療が可能になり，ここ10年でだいぶ定着してきた．しかし，肝斑治療の基本はトラネキサム酸の使用である．他のアジアや，

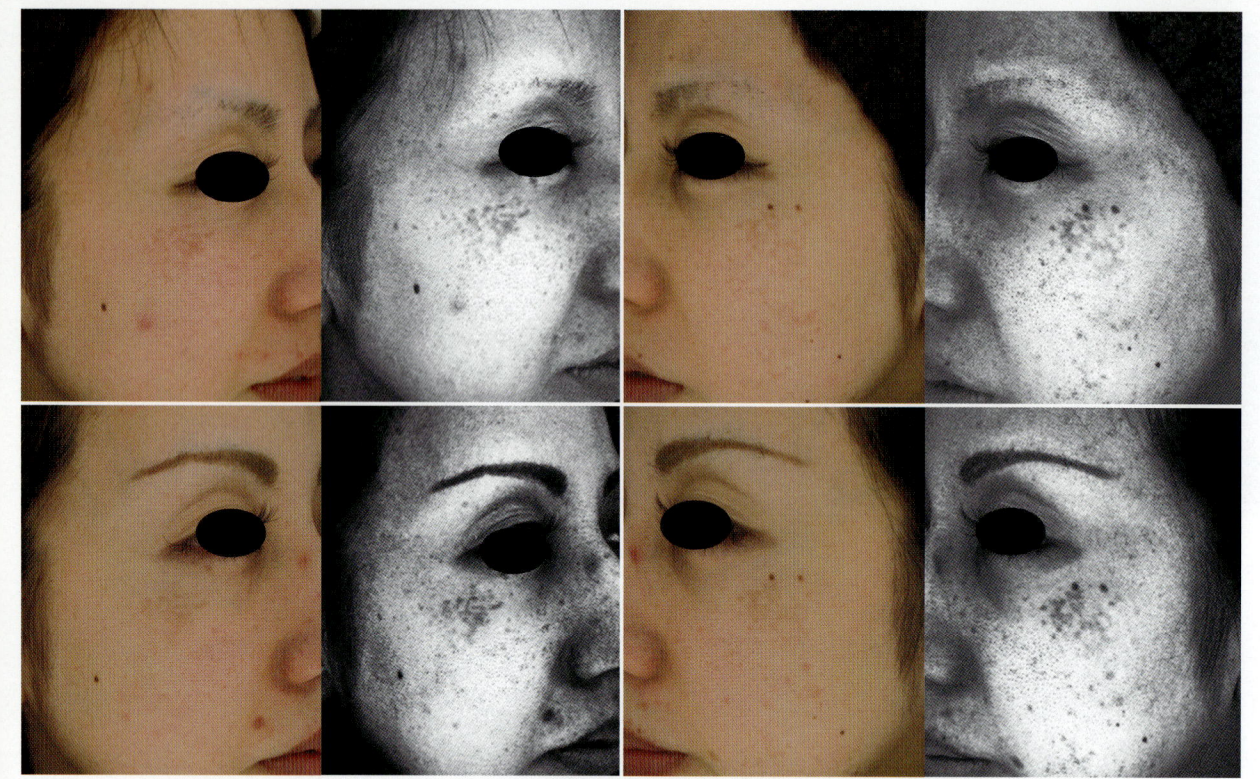

図 10. ADM
30代女性．ADM にレーザートーニング（3.2 J/cm²）を行ったが，改善はみられない．
a，b：治療前　c，d：12回治療後

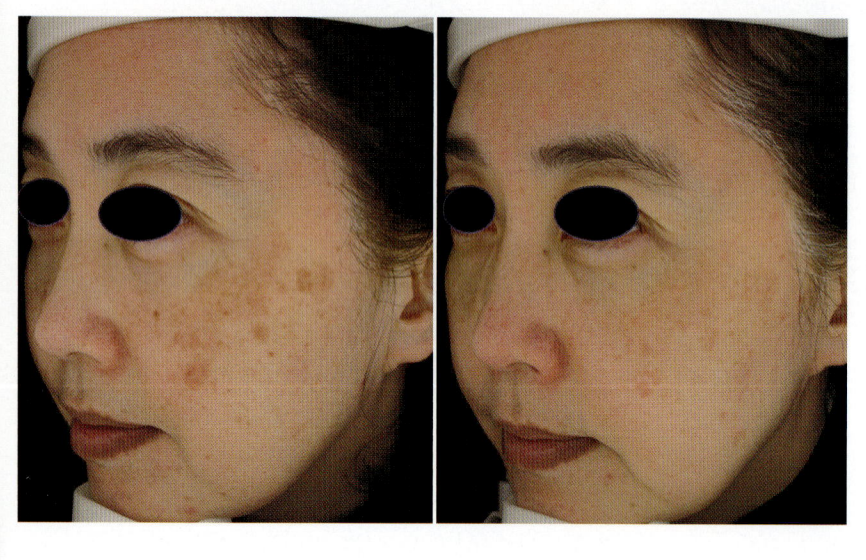

a	b
c	d

図 11.
ACP；aging complex pigmentation（肝斑・老人性色素斑）
レーザートーニングでは，肝斑とともに，老人性色素斑も薄くなる．しかし老人性色素斑の色素の消失は肝斑より多回数かかる．
a：治療前
b：10回治療後6か月

a	b

　ヨーロッパでは，肝斑に対してトラネキサム酸の内服治療ができないため，LT 単独で PIH や色素脱失を起こしている症例がある．本邦では，他国と違いトラネキサム酸が使用できるので，わざわざリスクをおかして，レーザーだけをしなくてもよいと考えている．また，肝斑治療マニュアルを作成して10年になるが，今後はより安全な治療の画一化を考えたい．LT は肝斑治療のセカンドステップである．是非，この特集を機会に，新しい治療へのステップを皆で考えていきたいと思っている．LT を，新たなメラニン治療として多くの人に携わってもらいたいと考えている．

参考文献

1) 山下理絵：美容医学でのアンチエイジング治療. 文光堂, 2008.
2) 山下理絵：肝斑の治療方法：私はこうしている. Aesthet Dermatol. **20**：357-367, 2010.
3) 山下理絵, 松尾由紀, 近藤謙司ほか：肌のアンチエイジングに対するレーザー治療. 日レ医誌. **31**：36-41, 2010.
4) 山下理絵, 松尾由紀, 近藤謙司ほか：【ここが知りたい！顔面の Rejuvenation—患者さんからの希望を中心に】肝斑と肝斑以外のシミが混在する症例の診断と治療. PEPARS. **75**：123-133, 2013.
5) Anderson, R. R., Parrish, J. A.：Selective Photothermolysis：Precise microsurgery by selective absorption of pulsed radiation. Science. **220**：524-527, 1983.
6) Taylor, C. R., Anderson, R. R.：Ineffective treatment of refractory melasma and postinflammatory hyperpigmentation by Q-switched ruby laser. J Dermatol Surg Oncol. **20**：592-597, 1994.
7) Polnikorn, N.：Treatment of refractory dermal melasma with the MedLite C6 Q-switched Nd：YAG laser：two case reports. J Cosmet Laser Ther. **10**：167-173, 2008.
8) Polnikorn, N.：Treatment of refractory melasma with the MedLite Ⓒ 6Q-switched Nd：YAG laser and alpha arbutin：a prospective study. J Cosmet Laser Ther. **12**：126-131, 2010.
9) 西村浩之, 吉家 弘, 久保田潤一郎：Q-switched Nd：YAG レーザー Medlite™ によるレーザートーニングの実際と作用機序についての考察. 日レ医誌. **34**：159-166, 2013.
10) Zhou, X., Gold, M. H., Lu, Z., et al.：Efficacy and safety of Q-switched 1,064-nm neodymium-doped yttrium aluminum garnet laser treatment of melasma. Dermatol Surg. **37**：962-970, 2011.
11) Mum, J. Y., Jeong, S. Y., Kim, J. H., et al.：A low fluence Q-switched Nd：YAG laser modifies the 3D structure of melanocyte and ultrastructure of melanosome by subcellular-selective photothermolysis. J Electron Microsc. **60**：11-18, 2010.
12) Kim, J. E., Chang, S. E., Yeo, U. C., et al.：Histopathological study of the treatment of melasma lesions using a low-fluence Q-switched 1064-nm neodymium：yttrium-aluminum-garnet laser. Clin Exp Dermatol. **38**：167-171, 2013.
13) Omi, T., Yamashita, R., Kawana, S., et al.：Low fluence Q-switched Nd：YAG laser toning and Q-switched ruby laser in the treatment of melasma：A comparative split-face ultrastructural study. Laser Ther. **21**：15-21, 2012.

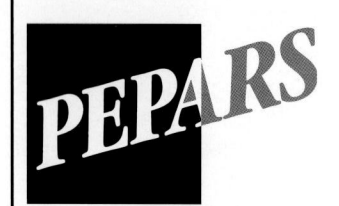

◆特集／シミ・肝斑治療マニュアル
肝斑治療
レーザートーニング：エビデンスの現状

加王　文祥*

Key Words：レーザートーニング（laser toning），肝斑（melasma），低出力 Q スイッチ Nd：YAG レーザー（low-fluence Q-switched Nd：YAG laser），脱色素斑（mottled hypopigmentation），メラノゾーム減少（decreased melanosome）

Abstract　レーザートーニングに関して記載のあった 2008～2014 年までの英語，日本語の 58 文献の内容について検討した．文献の結論としてレーザートーニング治療に対して肯定的な文献は 46，否定的な文献は 7，賛否の意見表明なしが 5 であった．2010 年以前は高出力，高頻度の照射を伴う場合が多く，副作用として色素増強，脱色素斑が多く報告された．最近の治療プロトコールは毎週 2 J 前後で照射することが多く，副作用も減少しており，発生しても直ちに治療を中止すれば自然治癒したとの報告が複数あった．肝斑の再発率は文献ごとのばらつきが大きく，その治療プロトコール，経過観察期間も多様で単純な比較はできなかった．トーニング治療後の病理組織では，表皮の構造とメラノサイトの数は変化しないが，メラノサイトの大きさは縮小してメラノゾームの数は減少していた．色素脱失部では加えてメラニン合成能低下とメラノゾーム分布異常が起こっていた．

はじめに

2008 年の Polnikorn の報告[1]以来，Q スイッチ Nd：YAG レーザーを用いたレーザートーニングは特にアジア地域でその治療に関しての報告が多い．これは東洋人に多い肝斑の治療に対し，レーザートーニングがアジア地域で多く用いられているためと考える．ただこれらの報告内容は非常に多様であり，その結果としてレーザートーニングの効果に関しても各種の意見がある．ここではレーザートーニングの過去の報告内容をまとめて，そのエビデンスの現状について述べる．

文　献

レーザートーニングに関して記載のあった 2008～2014 年までの英語，日本語の文献の内容について検討した．文献数は 58 で，その内訳は原著：44，総説：12，基礎研究に関する文献：2 であった．国別の文献数を図 1 に示した．

治療機器

文献内に記載されていた治療に使用した機器についての内訳は以下の通りである．

RevLite：4，MedLite C6：20，MedLite C3：1（以上，Hoya ConBio 社製），Spectra VRM Ⅰ：6，VRM Ⅱ：1，VRM Ⅲ：4，VRM Ⅳ：1（以上，Lutronic 社製），その他 Phoenix 社製 Cosjet TR，Focus Medical 社製 NaturaLase QS，Cutera 社製 my Q dual，Candela 社製 Alex TriVantage：各 1，記載なし（総論含む）：17 であった．

対象疾患

各文献において治療対象とした疾患は，肝斑：35，skin rejuvenation：2，肝斑＋skin rejuvenation：1，炎症後色素沈着症：1，手の色素斑：1，partial unilateral lengitinosis：1，記載なし（総論含む）：15，基礎研究：2 であった．

* Bunsho KAO，〒113-0034　東京都文京区湯島 3-31-3　湯島東宝ビル 2F　天神下皮フ科形成外科，院長

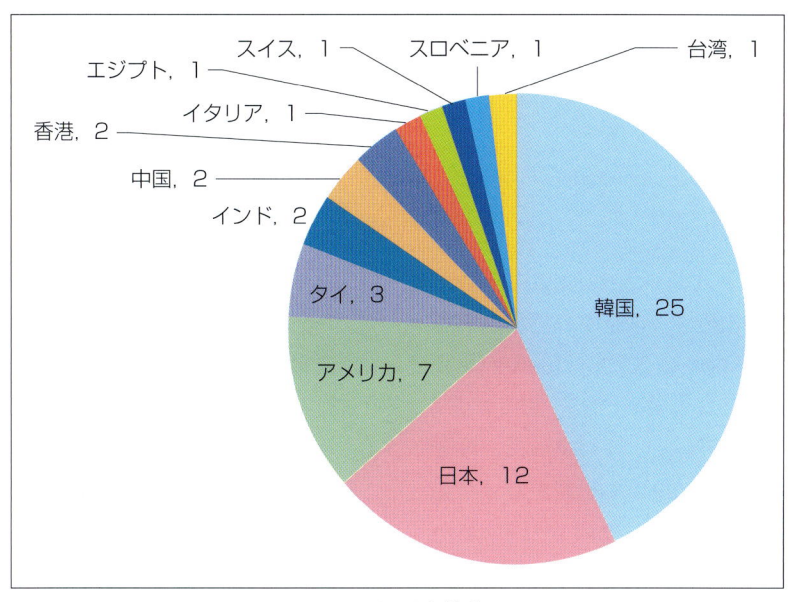

図 1. 国別文献数

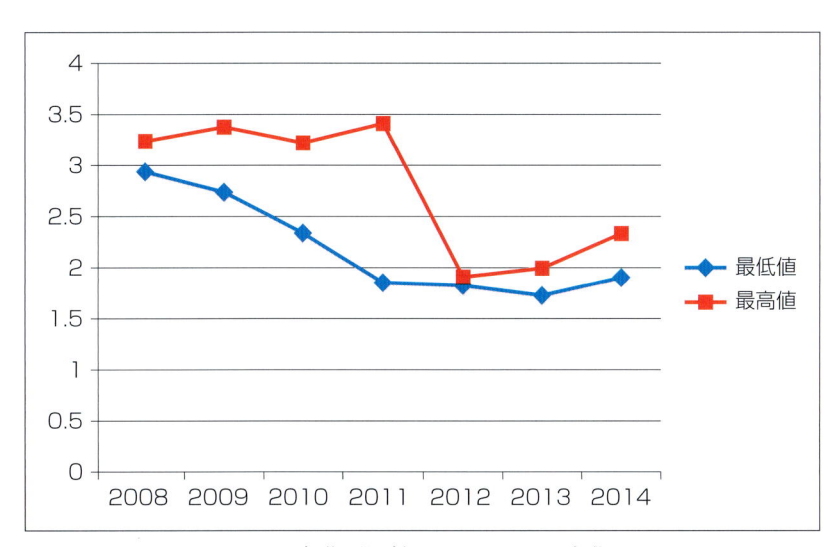

図 2. 年代別照射フルーエンスの変移

表 1. 年別論文数およびその賛否

年別	総数	肯定的	否定的	なし
2008 年	2	2		
2009 年	5	5		
2010 年	9	4	4	1
2011 年	10	9		1
2012 年	9	7		2
2013 年	11	10		1
2014 年	12	9	3	
総数	58	46	7	5

治療プロトコール

1. 照射フルーエンス

各年別の照射フルーエンスの最高値と最低値それぞれの平均を図 2 に示す．

2. 治療間隔

治療間隔が示されていた 37 文献のうち，毎週：24，隔週：8，3 週間毎：1，4 週間毎：4 であった．

3. 治療回数

治療回数が示されていた 38 文献のうち，3～6 回：17，7～10 回：9，11～15 回：5 であった．その他 4～14 回，4～20 回，5～8 回，5～10 回，5～15 回，6～50 回，8～20 回の報告がそれぞれ各 1 あった．

併用療法については，トラネキサム酸の併用と非併用との比較検討した 2 文献[2)3)]があり，どちらも併用群の方が改善していた．またピーリングの併用と非併用との比較した 2 文献[4)5)]でも併用群の方が改善したとの報告であった．

効 果

文献の結論として，レーザートーニング治療に対して肯定的な文献は 46，否定的な文献は 7，賛否の意見表明なしが 5 であった．年別論文数およ

びその賛否は表1に示した.

再　発

再発について記載されていた23文献のうち，再発なし：10，軽度増悪：3，再発率の記載があるもの：10であった．再発率は5.7％〜100％の記載があり，その内訳は25％未満：3，25〜50％未満：3，50〜75％未満：3，75％以上：1であった．再発についての経過観察期間について記載があった文献は20あり，その観察期間は1〜12か月で，2か月以内：4，3か月：7，4か月：2，5か月：2，6か月1，12か月：2で，その他2〜6か月，2〜12か月各1であった．経過観察期間と再発率との間には一定の傾向を認めなかった．

副作用

自己施術報告で副作用の詳細が記載されていた40文献を対象とした．一過性の紅斑，発疹は除外した．副作用なしは25，色素増強は5，色素脱失は10であった．色素増強の記載があった5文献のうち4文献で発生率の記載があり5〜18.2％であった．色素脱失の記載があった10文献のうち9文献で発生率の記載があり，うち3文献では3か月以内に自然治癒したとの記載があった．色素脱失の発生率は1.1〜62.5％であったが，62.5％を示した文献では皮膚の薄い眼窩周囲に高出力，高頻度で治療を行っておりこれを除くと，1.1〜13.6％となった．

病理所見を含む作用機序

病理所見を含む文献は5篇あり，その全てでメラノゾームについては数の減少を認めた．表皮構造については2文献で記載があり，いずれも大きな変化を認めなかった．脱色素斑部位について記載した文献が3あった．

考　察

東洋人に多い肝斑の治療にレーザートーニングがアジア地域で多く用いられているため，QスイッチNd：YAGレーザーを用いたレーザートーニングはアジア地域，特に韓国と日本でその治療に関しての報告が多い[6)7)]．その治療効果については全体としては肯定的な報告が多い．

ただこれらの報告を詳細に検討するとその内容は非常に多様であった．理由としてはまず治療の前提としての疾患の状態が様々であることが推察される．一部の報告では治療適応に関して肝斑のみならず，skin rejuvenationなどにも拡大して用いられていた．また治療に用いるQスイッチNd：YAGレーザーの種類が多様であり完全に同じ条件で照射されているかという点，さらにその治療プロトコールが多様であることも影響していると思われる．

年代毎の文献内容の特徴としては，2008年のPolnikornの報告[1)]以来2010年頃までの報告では，効果を追求して照射フルーエンスが高めだが，色素脱失の報告[8)〜11)]も多かった．2011年頃からは照射後の生検による病理の報告が出始め，2012年頃からは他治療とトーニングとの比較や併用療法の文献[2)5)12)]が多くなった．

使用機器ではHoya ConBio社製，Lutronic社製が多いが，使用機器による効果，副作用，再発への影響と思われる記述は特に認めなかった．また文献相互を比較しても使用機器による効果，副作用，再発への影響に一定の傾向は認められなかった．

対象疾患としては色素性疾患に対するものが多く，skin rejuvenationに用いた報告はレーザートーニング治療開始早期の2010年までの報告のみであった．これは2010年までに高いエネルギーで照射すると色素増強や脱色素斑の発生が起こるとの報告があったため，レーザートーニングを副作用発生のリスクを冒してまでskin rejuvenationに用いることを避けるようになったためと考える．

治療プロトコールにおいては文献相互を比較することにより，照射フルーエンスの変化に興味深い傾向が認められた．2008〜2011年までの報告で

は照射フルーエンスは比較的高く，特に最高値は 3 J/cm² を超えていたが，その後は 2 J/cm² 前後で照射する報告が多くなった．これは 2010 年頃まではよりはっきりとした効果を求めて照射フルーエンスを高く設定していたが，前述のように 2010 年頃の報告を受けて，より副作用発生の少ない照射条件を検討した影響と考える．

治療間隔は毎週が圧倒的に多く 66% を占め，これに隔週を加えると 87% となった．治療回数は 3～6 回が多く，次に 7～10 回が続いた．これは治療効果比較の文献では，治療間隔を毎週，治療回数をあらかじめ 3～6 回程度に決めて照射しているものが多くあった．これに対して臨床報告の文献では今まで治療した症例を全て含むため治療期間が長く回数が多い傾向があるが報告数が少ないためと考える．治療間隔，治療回数と効果，副作用，再発への影響と思われる記述は特に認めず，また文献相互を比較しても一定の傾向は認められなかった．以上から治療プロトコールにおいては照射フルーエンスの強弱が効果，副作用に対して最も影響を及ぼすことが推察された．

レーザートーニングの効果に対して否定的な 7 文献の内容を詳細に検討すると，脱色素斑に対する注意喚起が 2[13)14)]，他院にて行われたトーニング治療においての脱色素斑の報告が 2[15)16)]であった．自検例において脱色素斑，再発などの副作用が高率に発生して否定的見解に至ったものは 3[10)17)18)]であった．

再発があり再発率が記載されていた 10 文献では，治療プロトコール，経過観察期間にばらつきが大きく単純な比較はできなかった．また発表年，対象疾患(肝斑)，治療プロトコール，治療結果，経過観察期間がほぼ同じ文献[19)20)]を比較しても，再発率は 0% と 64% と大きく違い，その違いの原因となり得るようなものを記載内容から推察することはできなかった．

副作用について色素増強を認めた 5 文献では，その照射プロトコールに関係なく発生していた．したがってトーニング治療を行う際には色素増強発生の可能性を絶えず考慮して行うことが望ましい．色素脱失を認めた 10 文献では，高出力，高頻度の照射プロトコールで発生率が高い傾向が示された．ただ脱色素斑が出現しても 3 か月以内の自然治癒が 3 文献[11)19)21)]で報告されていた．このことは脱色素斑を発見したら直ちに治療を中止することにより，副作用を軽減できる可能性を示唆している．

トーニング治療後に生検を行った病理所見についてもいくつかの報告がなされていた．2011 年 Mun らの報告[22)]によるとメラノサイトの大きさの縮小，その Dendlite の縮小，メラノゾーム融解・減少像を認めた．2012 年尾見ら[23)]は表皮構造に大きな変化はなく，メラノゾームの減少・変形，線維芽細胞が変形したメラノゾームを貪食している像を報告した．2013 年 Kim, J ら[24)]もメラノゾームの数減少を報告しており，免疫組織学的染色でチロシナーゼ関連蛋白減少，Malanin A と SOX10 減少を示した．同年佐藤ら[25)]も表皮構造は保たれることを報告しており，メラノゾームの破壊像も認めていた．

脱色素斑部位の病理所見については 2010 年の Kim, T ら[13)]がメラノサイトの減少を報告した．しかし，2013 年の Ryu ら[26)]はメラノサイトの傷害を認めず，その数，サイズ共に正常であったが，メラノサイトはメラニン合成を行っていないことを示した．また同年 Kim, J ら[24)]もメラノサイトの数は正常であったが，その大きさが縮小しメラノゾームの減少と分布異常，ケラチノサイト内からのメラノゾーム消失を報告した．

以上からトーニング治療後の組織では，表皮の構造とメラノサイトの数は変化しないが，メラノサイトの大きさは縮小してメラノゾームの数は減少すること，しかも色素脱失部でも表皮の構造とメラノサイトの数は変化しないが，メラニン合成能低下とメラノゾーム分布異常を認めることが示唆された．

まとめ

　レーザートーニングの効果についての文献では，肝斑の治療症例が多く，その治療効果に対して肯定的な報告が多かった．文献における治療プロトコールは毎週，2J前後で照射，回数は様々であった．副作用として色素増強，色素脱失を認めるが高出力，高頻度の照射を伴う場合が多かった．トーニング治療後の組織では，表皮の構造とメラノサイトの数は変化しないが，メラノサイトの大きさは縮小してメラノゾームの数は減少し，さらにメラニン合成能低下とメラノゾーム分布異常が起こると色素脱失が発生することが示唆された．

文献

1) Polnikorn, N.：Treatment of refractory dermal melasma with the MedLite C6 Q-switched Nd：YAG laser：Two case reports. J Cosmet Laser Ther. **10**：167-173, 2008.
   Summary　レーザートーニング最初の論文．

2) Cho, H. H., et al.：Role of oral tranexamic acid in melasma patients treated with IPL and low fluence QS Nd：YAG laser. J Dermatol Treat. **24**：292-296, 2013.

3) Shin, J. U., et al.：Oral tranexamic acid enhances the efficacy of low-fluence 1,064-nm quality-switched neodymium-doped yttrium aluminum garnet laser treatment for melasma in Koreans：a randomized, prospective trial. Dermatol Surg. **39**：435-442, 2013.

4) Park, K., et al.：A randomized, observer-blinded, comparison of combined 1064-nm Q-switched neodymium-doped yttrium-alminium-garnet laser plus 30% glycolic acid peel vs. laser monotherapy to treat melasma. Clin Exp Dermatol. **36**：864-870, 2011.

5) Bansal, C., et al.：A comparison of low-fluence 1064-nm Q-switched Nd：YAG laser with topical 20% azelaic acid cream and their combination in melasma in Indian patients. J Cutan Aesthet Surg. **5**：266-272, 2012.

6) 山下理絵ほか：【ここが知りたい！顔面のRejuvenation─患者さんからの希望を中心に─】肝斑と肝斑以外のシミが混在する症例の診断と治療．PEPARS. **75**：123-133, 2013.

7) 小松星児ほか：【肝斑に対する治療戦略】MedLite C6™を用いたレーザートーニングによる肝斑治療．形成外科．**57**：1109-1116, 2014.
   Summary　最も客観的な日本人でのレーザートーニングの論文．

8) Cho, S. B., et al.：Melasma treatment in Korean women using a 1064-nm Q-switched Nd：YAG laser with low pulse energy. Clin Exp Dermatol. **34**：e847-e850, 2009.

9) Kim, M., et al.：Punctate leucoderma after melasma treatment using 1064-nm Q-switched Nd：YAG laser with low pulse energy. J Eur Acad Dermatol Venereol. **23**：960-962, 2009.

10) Wattanakrai, P., et al.：Low-fluence Q-switched neodymium-doped yttrium aluminum garnet (1,064 nm) laser for the treatment of facial melasma in Asians. Dermatol Surg. **36**：76-87, 2010.

11) Polnikorn, N.：Treatment of refractory dermal melasma with the MedLite C6 Q-switched Nd：YAG laser and alpha arbutin：A prospective study. J Cosmet Laser Ther. **12**：126-131, 2010.

12) Kauvar, A. N., et al.：Successful treatment of melasma using a combination of microdermabrasion and Q-Switched Nd：YAG lasers. Lasers Surg Med. **44**：117-124, 2012.

13) Kim, T., et al.：Punctate leucoderma after 1,064-nm Q-switched neodymium-doped yttrium aluminum garnet laser with low-fluence therapy：is it melanocytopenic or melanopenic?. Dermatol Surg. **36**：1790-1791, 2010.

14) 土井秀明ほか：【肝斑に対する治療戦略】日本で行われている肝斑治療について．形成外科．**57**：1093-1098, 2014.

15) Chen, H. H.：Recent advance in cosmetic dermatology in Asians. The Hong Kong Medical Diary. **15**：29-32, 2010.

16) 葛西健一郎：【肝斑に対する治療戦略】肝斑に対する低出力QスイッチNd：YAGレーザー治療（レーザートーニング）の危険性．形成外科．**57**：1117-1124, 2014.

17) Chan, N. P., et al.：A case series of facial depigmentation associated with low fluence Q-switched 1,064 nm Nd：YAG laser for skin rejuvenation and melasma. Lasers Surg Med.

42：712-719, 2010.
18) Moubasher, A. E., et al.：Q-switched Nd：YAG laser versus trichloroacetic acid peeling in the treatment of melasma among Egyptian patients. Dermatol Surg. **40**：874-882, 2014.
19) Suh, K. S., et al.：Efficacy of the 1064-nm Q-switched Nd：YAG laser in melasma. J Dermatolog Treat. **22**：233-238, 2011.
20) Zhou, X., et al.：Efficacy and safety of Q-switched 1,064-nm neodymium-doped yttrium aluminum garnet laser treatment of melasma. Dermatol Surg. **37**：962-970, 2011.
21) Wang, H., et al.：Efficacy and safety of low-energy QS Nd：YAG and QS alexandrite laser for melasma. Acta Acad Med Sin. **31**：45-47, 2009.
22) Mun, J., et al.：A low fluence Q-switched Nd：YAG laser modifies the 3D structure of melanocyte and ultrastructure of melanosome by subcelluar-selective photothermolysis. J Electron Microscopy. **60**：11-18, 2011.
23) Omi, T., et al.：Low fluence Q-switched Nd：YAG laser toning and Q-switched ruby laser in the treatment of melasma：a comparative split-face ultrastructural study. Laser Therapy. **21**：15-21, 2012.
24) Kim, J., et al.：Histopathological study of the treatment of melasma lesions using a low-fluence Q-switched 1064-nm neodymium：yttrium-aluminium-garnet laser. Clin Exp Dermatol. **38**：167-171, 2013.
25) 佐藤典子ほか：【美容皮膚診療の工夫―わたしはこうしている】Q-スイッチ Nd：YAG レーザーを用いたレーザートーニング治療．MB Derma. **209**：111-117，2013.
26) Ryu, H. J., et al.：A case of mottled hypopigmentation after low-fluence 1,064-nm Q-switched neodymium-doped yttrium aluminum garnet laser therapy. J Cosmet Laser Ther. **15**：290-292, 2013.

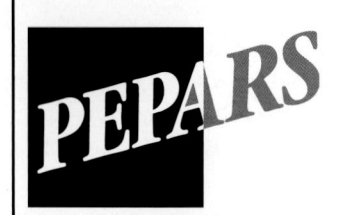

◆特集／シミ・肝斑治療マニュアル

肝斑治療

レーザートーニングの治療効果における病理組織学的検討

上中智香子[*1]　山本有紀[*2]

Key Words：肝斑（melasma），レーザートーニング（laser toning），低出力 Q スイッチ Nd：YAG レーザー（low-fluence Q-switched 1064-nm neodymium-doped yttrium aluminum garnet laser），メラニン（melanin），メラノソーム（melanosome），メラノサイト（melanocyte）

Abstract 肝斑の病理組織所見は，表皮基底層のメラニン産生の亢進と，メラノサイトの活性化状態のため，従来の Q スイッチルビーレーザー治療では炎症後色素沈着症が発生し，色素病変が増強することから禁忌とされていた．レーザートーニングでは，メラニンを豊富にもつ表皮基底層や真皮上層に強い熱変性が生じることなく，表皮内メラニン顆粒とメラノサイトの樹状突起の数が減少し，第Ⅳ期メラノゾームの破壊を認める．当科における病理組織学的検討では，本治療は真皮上層毛細血管の増生を抑制し，真皮メラノファージ数や表皮メラニン量を減少させることで，肝斑の色素斑を改善させることが示唆された．なお，電子顕微鏡では，肝斑の著効症例において特に第Ⅳ期メラノゾーム数が減少していた．

はじめに

肝斑（melasma）は，主に 30 代以降の女性の顔面に左右対称性に生じる難治性の後天性斑状色素沈着症である．肝斑は，メラノサイトが活性化している病態のため，従来の Q スイッチルビーレーザー治療では炎症後色素沈着症が発生し，色素病変が増強することから禁忌とされていた[1]．

2004 年に Q スイッチ Nd：YAG レーザーが開発され，2008 年より肝斑に対するレーザートーニング治療の報告例が散見されるようになった[2]．Q スイッチ Nd：YAG レーザーの 1064 nm の波長は，メラニンとヘモグロビンの両方に吸収され，かつ組織深達度が高いという特性がある．レーザートーニングとは，Q スイッチという熱の拡散が色素病変にとどまるパルス幅で，表皮損傷が起こらない低い出力レベルに設定し，病変部を含む全顔に中空照射で複数の照射パスを，エネルギー密度が均一でムラの少ないビームプロファイル（トップハット型）で照射する方法である．穏やかな加熱でメラニン色素を非侵襲的に除去し，炎症による増悪や色素沈着を抑えながら症状を改善していくことができるとされている．

しかし，本治療による，斑状の色素脱失や病変の増悪などの副作用も報告されている．本稿では，肝斑の病理組織学的所見とともにレーザートーニングに関する病理組織学的検討について，諸外国での文献を交えて報告する．

肝斑の病理組織所見

1．肝斑におけるメラニン分布

肝斑の病理組織所見は，表皮基底層のメラニン産生の亢進と，メラノサイトの活性化状態を特徴としている．基底層の色素沈着については，Kang らによると，Wood 灯の所見と病理組織学的検討により，肝斑は epidermal type（表皮型；表皮のメラニンが多い）と mixed type（混合型；表皮と真皮両方にメラニンが多い）に分類され，真皮乳頭

[*1] Chikako KAMINAKA，〒641-0012　和歌山市紀三井寺 811-1　和歌山県立医科大学皮膚科学教室寄附講座光学的美容皮膚科講座，講師
[*2] Yuki YAMAMOTO，同，准教授

層でのメラニンを含むメラノファージの増加を認めることがある[3]．

2．肝斑におけるメラノサイトの形態

メラノサイトは，樹状突起の発達とともに，成熟したメラノソーム，ミトコンドリア，ゴルジ装置，RER，リボソームなども増加し，メラニン合成能が増加していると報告されている[3]．メラノサイトの数については，Kangらによると，肝斑患者の病変部皮膚と非病変部皮膚とを比較して，メラノサイトの数の増加を認めたとされているが，一般的にメラノサイト数の有意な変化を認めないとする報告が多い[3〜6]．

3．肝斑の角層・表皮の形態

Leeらの報告では，角層の厚さが薄いことも示され，テープストリッピング後の皮膚生理学的検査において，角層のバリア機能不全が生じていることが示された[7]．

Kangらによると，基底膜の形態や表皮内のランゲルハンス細胞数については正常部と比較して変化はないとしているが，Torres-Álvarez Bらによると，表皮の萎縮，基底膜の変性を認め，表皮において慢性の紫外線障害を認めたとされている[8,9]．

4．肝斑真皮部の組織変化

Kangらによると，真皮の日光変性と弾性線維の断裂（光線性弾力線維変性）を認めるとされており，真皮においても慢性の紫外線障害を認めている[3]．

また，肝斑部では真皮内毛細血管が，数，大きさともに増加し，XIIIa因子蛋白とVEGF蛋白の発現が増加している[10]．なお，真皮内の炎症反応を伴うか否かについては，現在のところ意見の統一をみていない．

5．肝斑における免疫組織化学的検討

免疫組織化学的検討では，表皮角化細胞でのmelanocyte-stimulating hormone（MSH），ERβ（エストロゲン受容体β）およびPR（プロゲステロン受容体）の発現の増強，真皮線維芽細胞でのstem cell factor（SCF）やERβの発現の増強，メラノサイトでのc-kit（SCFの受容体），抗チロシナーゼ関連蛋白（以下，TRP1）の発現の増強や肥満細胞も関与していると考えられている[5,8,9,11〜13]．

レーザートーニングによる組織学的変化

1．レーザー照射直後での組織学的変化

尾見らによると，肝斑病変部において5〜7 nsのパルス幅で，energy fluence 3.0 J/cm²，5〜7パス中空照射の設定にて，1週間間隔で計4回治療直後の電子顕微鏡学的所見では，表皮基底層におけるメラニン顆粒の減少と変性を認めるが，表皮や真皮に変性はみられなかったとされている[14]．このように，本治療法は，通常の高出力Qスイッチレーザー治療のようなメラニンを豊富にもつ表皮基底層や真皮上層に強い熱変性が生じることなく，照射後の炎症反応も惹起しにくい治療方法であることがわかる．

2．レーザー治療前後での組織学的変化

Kimらは，ゼブラフィッシュを用いた電子顕微鏡学的検索により，本治療法はメラノサイトの樹状突起を減少させ，メラノソームを破壊するが，メラノサイトは破壊されないという，subcellular selective photothermolysisという新しい概念を提唱した[15]．また，Munらは，肝斑16症例に対し，5〜7 nsのパルス幅で，energy fluence 1.6〜2.0 J/cm²，2パス中空照射の設定にて，1週間間隔で計8回治療後に電子顕微鏡による3次元化画像分析を施行したところ，表皮内メラニン顆粒とメラノサイトの樹状突起の数が減少し，第IV期メラノソームの破壊を認めたと報告している[16]．

3．治療後に生じた脱色素斑の組織学的所見

Jangらによると，脱色素斑部位では，メラノサイト数は正常皮膚や病変部と比較し有意な変化はないが，メラノサイトの樹状突起の短縮やサイズの縮小といった活性化メラノサイトの減少を認めたとされている[17]．Chanらの報告では，正常皮膚と比較していないが，脱色素斑が生じるのは，光破壊でメラノサイト数が減少したためとされている[18]．

諸外国における脱色素斑の報告は，energy fluence 3.0 J/cm²以上や10 Hzと高値の設定，過剰なパス数といった熱影響によるものや，また施術

表 1. 病理組織学的検討

対象	肝斑病変 9 例，日光黒子 6 例，対照として顔面の成人正常皮膚 5 例		電子顕微鏡学的検討での対象 肝斑 3 例（著効 2 例・無効 1 例），日光黒子 2 例（著効 1 例・無効 1 例），正常皮膚 1 例
方法	・治療前の病変部と 10 回治療終了 1 か月後の病変部に対して皮膚生検を施行 ・治療前後での変化について比較検討		
HE 染色	1 標本あたり顕微鏡倍率 400 倍下 3 視野で測定		電子顕微鏡学的検討 1 標本あたり顕微鏡倍率 1,000〜15,000 倍下 3 視野で測定
角層 表皮層 (μm)	血管径(μm)・血管数(個/mm^2) 真皮上層(基底層から 400 μm 以内の深度)における 1 mm^2 の範囲で測定	真皮メラノファージ数 0；なし，1；軽微，2；軽度 3；中等度，4；重度に分類	
メラニン	フォンタナマッソン染色 メラニン量(PA/MA)：表皮面積あたりの色素病変面積比(%)を測定		
メラノサイト	免疫組織化学的検討 抗 S100 蛋白抗体(基底膜部における)・抗チロシナーゼ関連蛋白(TRP1)抗体 表皮における 1 mm 距離あたりの陽性細胞数(個)を測定		メラノゾーム数 Stage 分類(Ⅰ〜Ⅳ期)

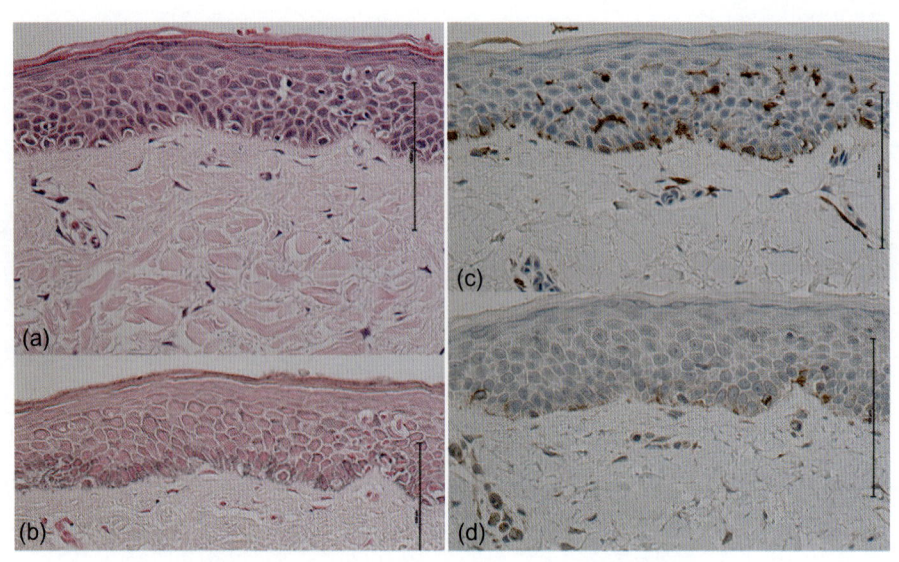

図 1. 顔面の正常皮膚(50 歳，女性)の病理組織像
a：HE 染色，b：フォンタナマッソン(以下，FM)染色，c：抗 S100 蛋白抗体(以下，S100)染色，d：TRP1 抗体(以下，TRP1)染色．×400 倍
表皮基底層に淡くメラニン沈着を認め，活性化メラノサイトは少ない．なお，有棘層に認める S100 染色陽性細胞はランゲルハンス細胞である．

回数(6〜10 回を超える回数)や施術間隔(1 週間間隔)も関与があり，メラノサイトを破壊する危険性がある[17)〜19)]．このため，MedLite C6(HOYA ConBio 社製)では推奨される照射設定基準が現在記載されている．

当科での治療前後での組織学的検討

当科では，レーザー療法単独での治療効果を検討するため，一般的に併用される美白剤の内服や外用療法を施行せず，また，一定の照射設定で治療を施行し，病理組織学的検討を行った．顔面の肝斑病変 9 例，日光黒子 6 例を対象として，治療前と 10 回治療終了 1 か月後の病変部に対して皮膚生検を施行し，治療前後での変化について正常皮膚 5 例を対照とし比較検討した．

方法としては，頰部の病変部に対して，MedLite C6(HOYA ConBio 社製)を用い，energy fluence 2.0〜2.5 J/cm^2，3 パス中空照射の設定にて，1 週間間隔で計 10 回照射した．HE 染色にて角層・表皮層の厚さや真皮上層における血管径・血

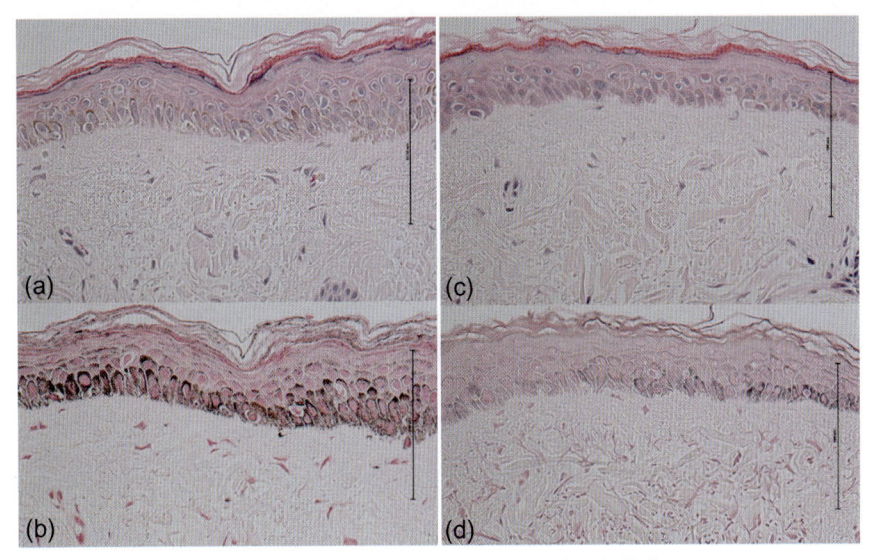

図 2. 肝斑(40歳，女性)著効例の病理組織像
a，b：治療前．a：HE染色，b：FM染色
c，d：治療後．c：HE染色，d：FM染色．×400倍
正常皮膚と比較して表皮の厚さは薄く，表皮基底層から上層にかけてメラニン沈着を認めるが，治療後には真皮上層の血管数や血管径，表皮のメラニン量は減少した．

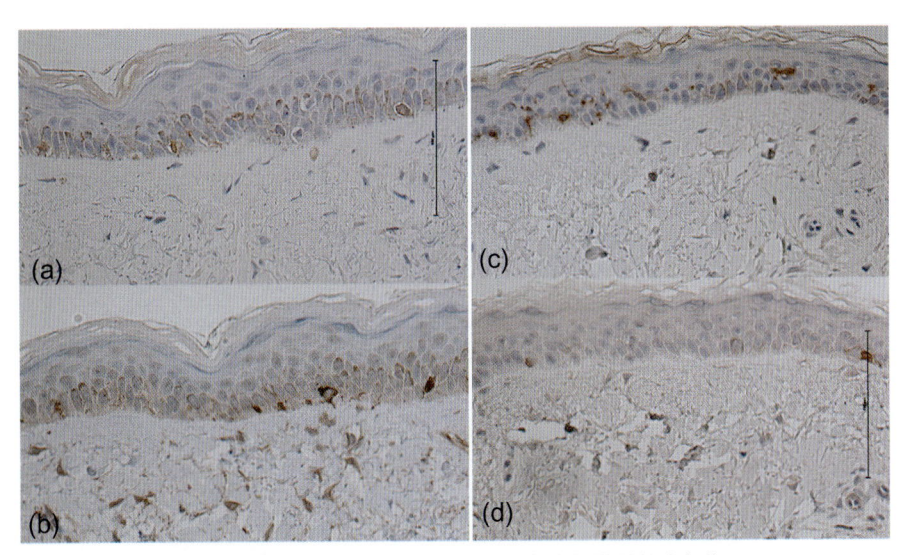

図 3. 肝斑(40歳，女性)著効例の免疫組織学的染色像
a，b：治療前．a：S100染色，b：TRP1染色
c，d：治療後．c：S100染色，d：TRP1染色．×400倍
活性化メラノサイトは，治療後には減少した．なお，有棘層に認めるS100染色陽性細胞はランゲルハンス細胞である．

管数を測定し，フォンタナマッソン染色を用いて，表皮内メラニン量，真皮内メラノファージ数を測定した．また，免疫組織化学的検討として，抗S100蛋白抗体(基底膜部における)・TRP1抗体を用いて活性化メラノサイト数を測定した．電子顕微鏡学的検討として，著効症例と無効症例に対して，メラノソーム数の測定とStage分類(Ⅰ〜Ⅳ期)を施行した(表1)．

なお，本研究は，和歌山県立医科大学の倫理委員会の許可を得ている．

1．光学顕微鏡学的検討

肝斑では，表皮の厚さは正常皮膚より有意に薄いが(図1-a，図2-a，c)，治療前後で変化はなかった(図2-a，c)．肝斑と日光黒子では，治療前後で

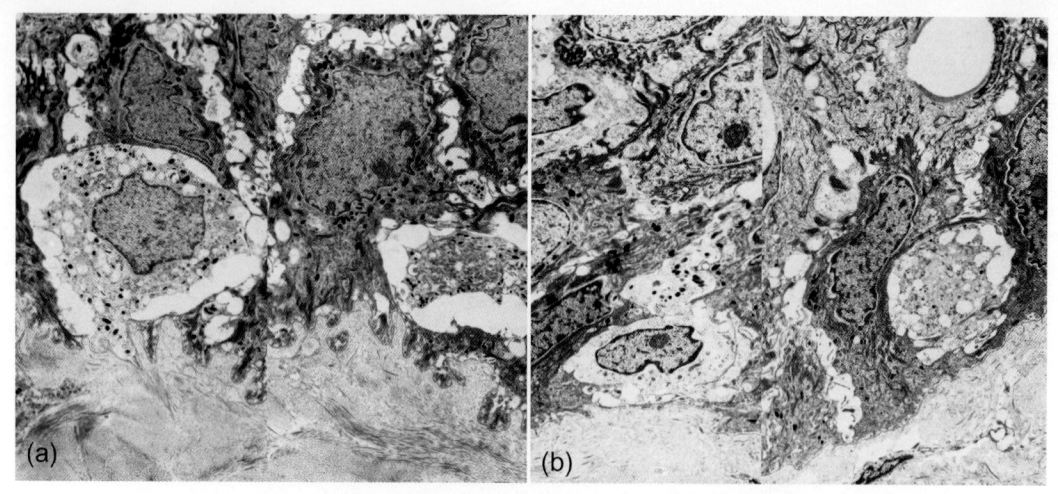

図 4. 肝斑(40歳, 女性)著効例の電子顕微鏡学的所見
a：治療前, b：治療後. ×3000倍
治療前後でメラノソーム総数は減少し, 特に第Ⅳ期メラノゾーム数が減少した.

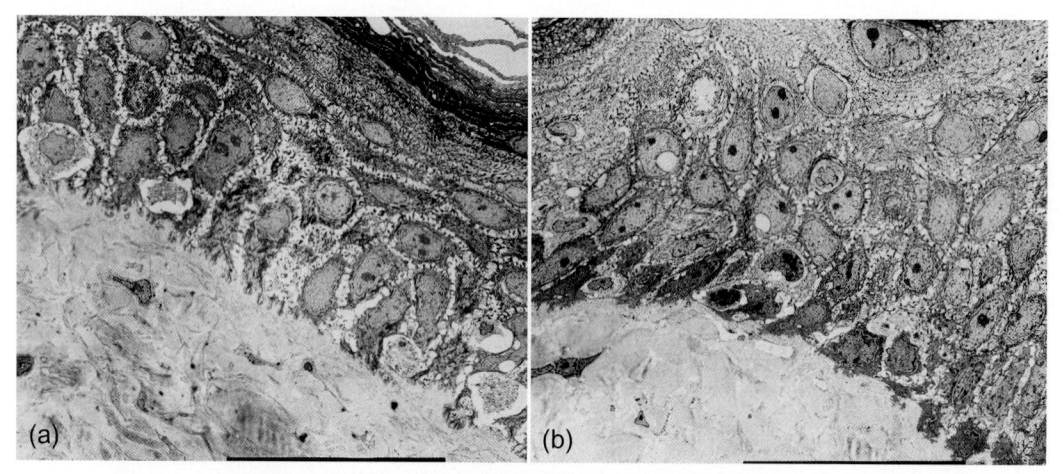

図 5. 肝斑(40歳, 女性)著効例の電子顕微鏡学的所見
a：治療前, b：治療後. ×1000倍
治療後に核小体が明瞭で分葉の核をもつ, 未熟なメラノサイトが見受けられた.

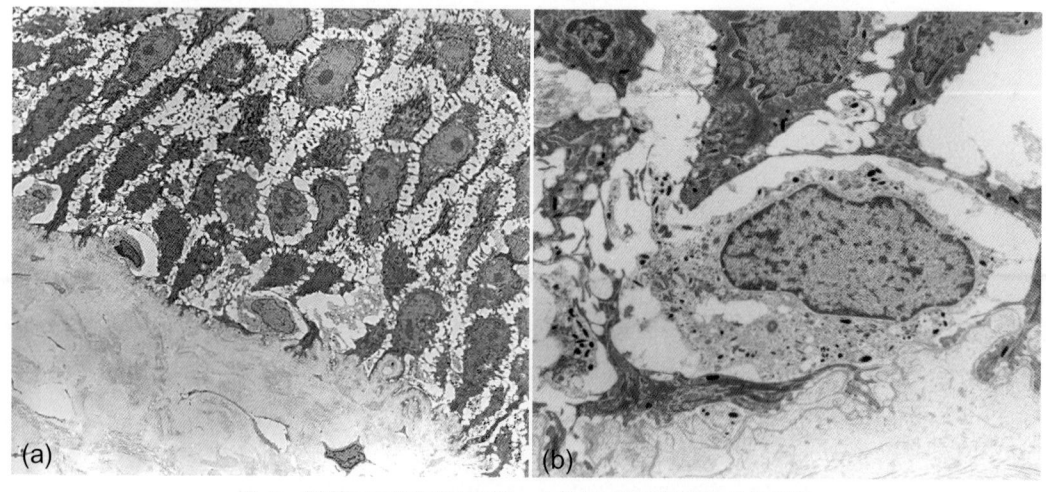

図 6. 顔面の正常皮膚(50歳, 女性)の電子顕微鏡学的所見
a：×1000倍, b：×4000倍
第Ⅰ～Ⅳ期メラノゾームを有したメラノサイトを認めた.

真皮上層の血管数や血管径，真皮メラノファージ数は有意に減少した(図2).

2．特殊染色・免疫組織化学的検討

表皮のメラニン量や活性化メラノサイト数において，肝斑や日光黒子は正常皮膚と比較して有意に高値を示し，治療前後で減少した(図1〜3).

3．電子顕微鏡学的検討

肝斑について，著効症例と無効症例とを比較検討したところ，肝斑の著効症例では，治療前後でメラノゾーム総数は有意に減少し，特に第Ⅳ期メラノゾーム数が有意に減少した(図4).また，著効症例では，治療後に核小体が明瞭で分葉の核を持つ未熟なメラノサイトが見受けられたが，正常皮膚と比較してメラノサイト数の減少は認めなかった(図5, 6).なお，日光黒子に関しては，治療前後でメラノゾーム数の有意な変化を認めなかった.

4．まとめ

本治療は，真皮上層毛細血管の増生を抑制し，真皮メラノファージ数や表皮メラニン量を減少させることで，肝斑や日光黒子の色素斑を改善させることが示唆された．なお，電子顕微鏡学的検索では，肝斑の著効症例において特に第Ⅳ期メラノゾーム数が減少していた.

終わりに

診断・治療に苦慮する再発性難治性疾患である肝斑のひとつの治療ツールとして，病理組織学的検討においても，レーザートーニングは高い有用性が期待できると考える.

当科での検討予定として，今後なお一層の作用機序の解明や難治症例の原因解明が待たれる.

利益相反の開示

謝　辞：和歌山県立医科大学寄附講座光学的美容皮膚科講座は，(株)ジェイメックの寄附金にて支援されている.

参考文献

1) Taylor, C. R., et al.：Ineffective treatment of refractory melasma and postinflammatory hyperpigmentation by Q-switched ruby laser. J Dermatol Surg Oncol. **20**：592-597, 1994.
2) Polnikorn, N.：Treatment of refractory melasma with the MedLite C6 Q-switched Nd：YAG laser. Two case reports. J Cosmet Laser Ther. **10**：167-173, 2008.
3) Kang, W. H., et al.：Melasma：histopathological characteristics in 56 Korean patients. Br J Dermatol. **146**：228-237, 2002.
4) Grimes, P. E., et al.：Light microscopic, immunohistochemical, and ultrastructural alterations in patients with melasma. Am J Dermatopathol. **27**：96-101, 2005.
5) Miot, L. D., et al.：Morphologic changes and the expression of alpha-melanocyte stimulating hormone and melanocortin-1 receptor in melasma lesions：a comparative study. Am J Dermatopathol. **32**：676-682, 2010.
6) Sanchez, N. P., et al.：Melasma：a clinical, light microscopic, ultrastructural, and immunofluorescence study. J Am Acad Dermatol. **4**：698-709, 1981.
7) Lee, D. J., et al.：Defective barrier function in melasma skin. J Eur Acad Dermatol Venereol. **26**：1533-1537, 2012.
8) Kang, H. Y., et al.：Transcriptional profiling shows altered expression of wnt pathway- and lipid metabolism-related genes as well as melanogenesis-related genes in melasma. J Invest Dermatol. **131**：1692-700, 2011.
9) Torres-Álvarez, B., et al.：Histochemical and immunohistochemical study in melasma：evidence of damage in the basal membrane. Am J Dermatopathol. **33**：291-295, 2011.
10) Kim, E. H., et al.：The vascular characteristics of melasma. J Dermatol Sci. **46**：111-116, 2007.
11) Im, S., et al.：Increased expression of alpha-melanocyte-stimulating hormone in the lesional skin of melasma. Br J Dermatol. **146**：165-167, 2002.
12) Jang, Y. H., et al.：The histopathological characteristics of male melasma：comparison with female melasma and lentigo. J Am Acad Dermatol. **66**：642-649, 2012.

13) Kang, H. Y., et al. : The dermal stem cell factor and c-kit are overexpressed in melasma. Br J Dermatol. **154** : 1094-1099, 2006.
14) Omi, T., et al. : Low fluence Q-switched Nd : YAG laser toning and Q-switched ruby laser in the treatment of melasma : A comparative split-face ultrastructural study. Laser Ther. **21** : 15-21, 2012.
15) Kim, J. H., et al. : Subcellular selective photothermolysis of melanosomes in adult zebrafish skin following 1064-nm Q-switched Nd : YAG laser irradiation. J Invest Dermatol. **130** : 2333-2335, 2010.
16) Mun, J. Y., et al. : A low fluence Q-switched Nd : YAG laser modifies the 3D structure of melanocyte and ultrastructure of melanosome by subcellular-selective photothermolysis. J Electron Microsc. **60** : 11-18, 2011.
17) Jang, Y. H., et al. : Changes in Melanin and Melanocytes in Mottled Hypopigmentation after Low-Fluence 1,064-nm Q-Switched Nd : YAG Laser Treatment for Melasma. Ann Dermatol. **27** : 340-342, 2015.
18) Chan, N. P., Ho, S. G., Shek, S. Y., Yeung, C. K., Chan, H. H. : A case series of facial depigmentation associated with low fluence Q-switched 1,064 nm Nd : YAG laser for skin rejuvenation and melasma. Lasers Surg Med. **42** : 712-719, 2010.
19) Kim, J. E., et al. : Histopathological study of the treatment of melasma lesions using a low-fluence Q-switched 1064-nm neodymium : yttrium-aluminium-garnet laser. Clin Exp Dermatol. **38** : 167-171, 2013.

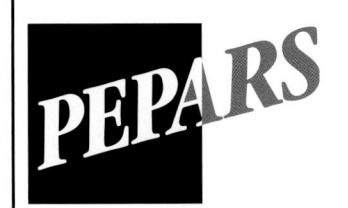

◆特集/シミ・肝斑治療マニュアル
肝斑治療
レーザートーニングはなぜ効くか，私はこう考える(1)

中野　俊二*

Key Words：肝斑(melasma)，トップハット型 Q-Nd：YAG レーザー(top-hat Q-Nd：YAG laser)，レーザートーニング(laser toning)，色素脱失(leukoderma)，ピコ秒レーザー(picosecond laser)

Abstract　肝斑対策にはハイドロキノン外用が最も安全な治療方法と長年考えられてきたが，単独使用では効果が不十分であり，その刺激性からも決定的な方法とは言えない．2008 年にトップハット型 Q-Nd：YAG レーザー，波長 1064 nm を週に 1 度，皮膚と非接触で低出力，中空照射を行えば，PIH を起こすことなく肝斑が薄くなるという報告がなされ，多施設で臨床効果が確認された．現在では，治療選択肢の 1 つとして考えられるようになったが，同様の機器が多数販売されるに至り，機種の違いによる異なった設定では機器同士の議論は難しい．また，「低い出力」の定義は曖昧である．さらに，中空照射と言っても，皮面との距離が遠ざかるほどレーザー出力が高まり，治療ごとの再現性が求め難い．合併症として色素脱失や沈着の問題点も浮かび上がる．しかしながら，決定的な治療方法がない中で，トップハット型 Q-Nd：YAG レーザーは肝斑や PIH に対して非常に有効な処置方法の 1 つである．本稿では，トーニング機序と合併症とされる色素脱失や色素増強の予防方法について考えたい．さらに，2015 年から本邦に導入されたピコ秒レーザーで同様のトーニング治療を行ったので併せて報告する．

はじめに

　肝斑の成因には，肝斑になりやすい素因を基盤として，紫外線曝露，女性ホルモンが関与するとされ，一部に，薬剤性(避妊薬，抗痙攣薬，光毒性薬剤)，肝障害，化粧品誘発，心理的要因，内分泌異常，不適切なスキンケアなど種々の要因との関連性が考えられている．臨床的には，色素沈着は眼囲を避け，両頬に蝶形に存在するまだら状で濃淡のある淡褐色から褐色調の局面を呈する．中には前額から頬全体にかけて同様の症状を認める場合もあるがごく少数である．Fitzpatrick 分類で skin type Ⅳ～Ⅵのアジア人に多く，男女比は 1：9 とされる[1]．ただ，顔面の一部分に左右対称性に存在すること，最も紫外線曝露しやすいと考えられる鼻背に認められないなど，紫外線単独での発症というよりも，遺伝的背景をもって女性ホルモンにより活性化しやすいメラノサイトが顔面の特定部位に限局し，紫外線の影響で活性化する，melanogenesis の亢進した生理的な現象と捉えた方が理解しやすい．従来肝斑は，ハイドロキノン単独，あるいはトレチノインやステロイド外用との併用療法で加療していた．加えて，抗プラスミン剤(トラネキサム酸)の内外用や還元剤であるビタミン C やビタミン E の内服やイオン導入などを併用することも多い[2,3]．2004 年には IPL による光治療の報告がなされるに至り[4,5]，レーザー治療による肝斑治療の可能性が開かれたが，Q ルビーレーザー[6]では PIH(炎症後色素沈着症；post inflammatory pigmentation)を生じてしまう．2005 年頃より，種々のフラクショナル治療(1550 nm，1927 nm)が試みられており一部の症例では有効との報告がなされている[7]．2008 年にアジア

---

* Shunji NAKANO，〒880-0805　宮崎市橘通東 4-6-18　中野医院，院長

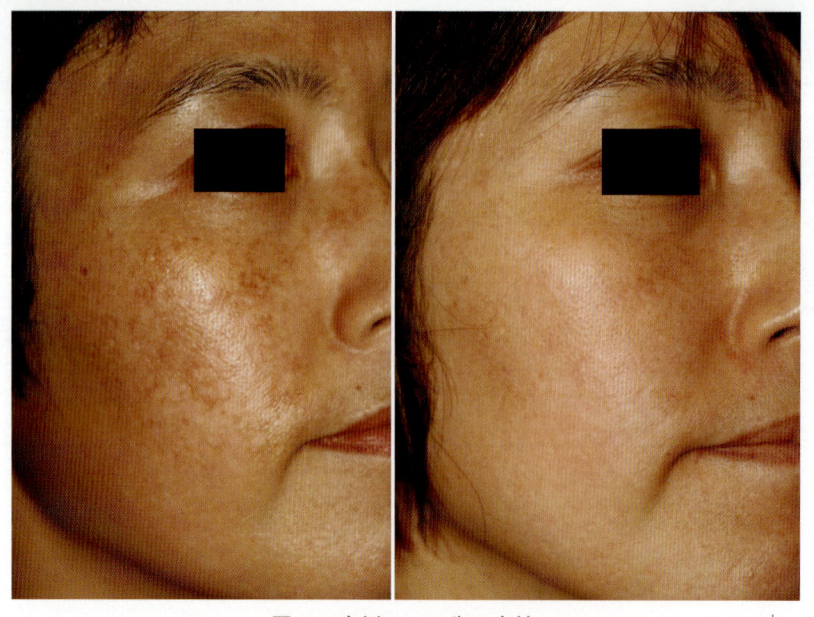

図 1. 症例 1：36 歳, 女性　　　　　　　　　　a｜b
MedLite C6 を毎月 1 回, 計 11 回終了後 1 か月(b)

人に対するトップハット型 Q-Nd：YAG レーザーによる肝斑治療が始まると[8)9)]．作用機序が不明ながら，有効例が相次ぎ，結果，臨床優先での治療が多施設で行われるようになった．なおかつ，数種のトップハット型 Q-Nd：YAG レーザーが生産され（myQ：dual™(Cutera, USA), Alex Tri-Vantage®(Candela, USA), RevLite®(Cynosure, USA), Spectra®(Lutronic Corp, Korea), TRI-BEAM™(Jeisys, Korea)），肝斑のレーザー治療として一気に広まった．症例の蓄積とともに，一部の症例で色素脱失や色素増強を生じることも判明し，安易な適応や治療に対し半鐘が鳴らされることとなる[10)～12)]．しかしながら，難治性の肝斑や PIH，その他の良性色素異常症に対する治療として極めて有効な治療手段となり得ることから，作用機序の解明と合併症を避ける治療方法の検討が急務と考えられる．

使用するレーザー治療機器，照射方法と経過

当院では 2008 年より肝斑治療用としてトップハット型 Q-Nd：YAG レーザー（MedLite C6™Con Bio, USA）を導入した．使用に際しては，プローブ先端を皮面より 2 cm ほど離し，照射時間は出力に関係なく一律 5 分間照射とした．

2008～2013 年まで C6 レーザーで加療（1～5 回は 1 週毎に $2.8～3.5\,J/cm^2$，その後は 2～4 週間隔で $2～3\,J/cm^2$ で継続）した 555 例中 9 名（1.6%）(6～9 回：192 名中 1 名，10 回以上：107 名中 8 名)に施術中，小円形完全ないし不完全脱色素斑を主に上口唇と頬部に生じた．レーザー治療を 11 回以上施行したものが多かったが，1 例は上口唇例で 7 回施術後に発症した．また，炎症後色素沈着症が頬骨部に限局した 2 例においては，局面内に小円形完全から不完全脱色素斑の混在があり，出力が高すぎたことによる組織学的色素失調症とメラノサイト障害による白斑が原因と考えられた．2014 年～2015 年上半期の間に行った新規患者 320 名については出力設定を変更した．1～5 回までは $3\,J/cm^2$(193 名)，6～10 回までは $2.5\,J/cm^2$(106 名)，10 回以上を希望する場合は $1.5～2.0\,J/cm^2$(21 例)で照射したところ，脱色素斑や色素沈着を生じたものは認められなかった．

照射は原則同一人物が行うものとした．できる限り，早期に治療終了とするため，トラネキサム酸 750 mg/日，ビタミン C，ビタミン E の内服を併用し，難治性と考えられる場合には院内製剤として 3.5%ハイドロキノン（基剤：ヒルドイド®ソフト軟膏 0.3%）または 3.5%ハイドロキノンとな

るようにステロイド（アルクロメタゾンプロピオン酸エステル：アルメタ®軟膏）に溶剤した外用剤との併用を行った．

考　案

　肝斑や炎症後色素沈着症に対する Q-Nd：YAG レーザーによるトーニング治療の歴史はまだ 8 年足らずである．効果があるとの報告[8]をもとに，本邦においてもトップハット型 Q-Nd：YAG レーザーによる肝斑治療の有効性が確認されるなど，作用機序が不明確ながら広く使用される画期的とも言える治療法となった．当初，筆者は，従来型のガウシアン型のレーザー光のように表皮剝離や真皮内出血後に炎症後色素沈着を残すレーザーとは異なり，① レーザー光のエネルギー密度が均等でトップハット型と言われる設定であるため出血や表皮剝離がなく炎症後色素沈着が抑えられる，② 波長 1064 nm を用いると，その他の Q スイッチレーザーで発振される 532 nm，755 nm，694 nm とは異なりメラニンへの吸収率が低いがために photomechanical な作用が少ない，③ メラノゾームの空胞変性で観察される immediate whitening をきたさないほどの低出力照射であれば，メラノサイト自体にダメージを与えずにメラニン量を減らす可能性があるなどの推察をしていたが，メラノサイトへの作用を探るには電子顕微鏡的観察が不可欠である．

　2011 年，メラノサイトの電顕的 3 次元解析研究にて 1 週毎に 8 週間，出力 $1.6～2.0\,\mathrm{J/cm^2}$，2 pass の低出力条件下で，樹枝状突起の短縮，メラノサイトの縮小化といったメラノサイトの活動性の低下所見やⅣ型メラノファージの融解所見が観察され，subcellular selective photothermolysis（細胞内選択的光熱融解）と名付けられ，レーザーのメラノサイトに対する作用部位が明らかになった[13]．

　一方，臨床的に有効例が多い中，Q-Nd：YAG レーザーを継続した症例の中に小円形脱色素斑，まだら状脱色素斑，色素沈着症などの合併症が散見されるに至り，肝斑に対する Q-Nd：YAG レーザーの適否が問題となっている[10]〜[12]．Omi らの電顕観察では $3\,\mathrm{J/cm^2}$ では表皮細胞に変化は生じないと報告されたが，実際には変性したメラニンの真皮内滴落が認められ，ある程度以上の出力では photomechanical damage がメラノサイトに作用し，メラノサイト自体に組織障害が起こる可能性や組織学的色素失調症を生じる可能性も示唆された[14]．脱色素の状態は不完全から完全まで程度の差がある．肝斑患者の中には，当初から紫外線障害に伴う小円形不完全ないし完全脱色素斑を伴っている場合があるので初回に本人にその旨を伝えておく必要があるが，毎回治療ごとに細心の注意を払い肌の変化を見逃さないことはさらに重要である．

　色素脱失や沈着予防には，単回ごとのエネルギーを過度に上げない（$1.6～2.0\,\mathrm{J/cm^2}$ での有効報告あり[13]），皮膚面からの照射距離を離し過ぎない，施術者が 2 名以上になる場合には患者ごとに担当者を決めるなど，できる限り設定通りに加療できる体制構築が重要である．

　黄[15]や Sugawara ら[16]は UV カメラを用いると臨床的に脱色素斑を生じる数か月前に予兆が認められることを報告した．小円形脱色素斑を未然に防ぐ手段として非常に有効だと考えられる．1〜2 週間隔のような短い周期で施術を 10 回以上繰り返すような症例には注意を要すると警告している．しかしながら，UV カメラでもまだら状の不完全脱色素斑の場合には予兆がなく，UV 所見と臨床所見が同時期，それも，比較的少数回（1 週間隔で 7 回）で現れたとしている．この変化はメラノサイトに対する phototoxic な変化とされ，特に過度な紫外線曝露歴のあるような例ではメラノサイトが apotosis に陥る危険性から，ただちにレーザー治療を休止する必要があると警告している．

　一般に表皮と真皮はサイトカインのネットワークを通じた相補的関係にある．表皮細胞，真皮内血管叢，線維芽細胞はそれぞれの障害時には多くのサイトカインを放出し，autocrine，paracrine

に互いに連携して細胞再生を行っている[17)18)]．ところが，表皮の日光老化に加え，真皮が紫外線老化，すなわち，線維芽細胞の劣化を起こしている場合には表皮も真皮もダメージを修復できない．日光老化の激しい皮膚は白斑を生じやすく，ターゲット型 UVB などの治療にも不応である．特に，紫外線 A 波によると思われる張りの消失やちりめんシワ（I 型コラーゲンの減少）や保湿感の減弱（III 型コラーゲンの減少）などが推察できる劣化した肌では，真皮成分劣化に伴い，表皮の再生能力の低下が考えられるためレーザー治療においては，脱色素斑を生じないように出力，間隔，回数に，より注意を要する．

一方で，肝斑患者のメラノサイトは真皮からのサイトカインの影響を受けやすい遺伝子背景を持っているとも言われており[19)20)]，紫外線により線維芽細胞がダメージを受けると stem cell factor などを放出して肝斑を増悪させる[21)]．Kim は組織化学的検索にてレーザートーニング後に α-MSH，チロシナーゼ，チロシナーゼ関連蛋白，NGF などのメラノサイト再生やメラニン新生に影響するサイトカインの低下を証明し，レーザー治療後にメラノサイトの活性やメラニン産生能が低下すると指摘した[22)]．すなわち，紫外線とは異なり，メラノサイトに致命的な障害を起こさない条件下でのレーザートーニングであれば，真皮線維芽細胞からのサイトカインは減少し，melanogenesis を低下させることが示されたのである．

Young らの IPL 治療を 1 回のみ行い，色素を減らした後に，毎週 1 回，C6 を計 4 回，2〜2.5 J/cm^2 を用い，IPL 後の残存メラノゾームの枯渇化とメラノサイトの非活性化を目指した有効報告をみると，平均 5.9 か月で再発はなく，60％の患者は IPL 1 回と C6 治療 4 回以外の追加治療を希望しなかったとしている．肝斑患者の線維芽細胞は紫外線感受性が高く，容易にメラノサイトを刺激する[19)]と考えると，一連の治療に呼応して肝斑症状が改善しても，強い紫外線に曝露すると再発し易いと考えられる．ところが，実際には一旦改善した患者の再来は非常に少ない．動物実験ながら，Q-Nd：YAG レーザー，1064 nm は真皮線維芽細胞を刺激し，I 型コラーゲンや III 型コラーゲンを増やし真皮の再構築を起こすことが報告されている[23)]．Q-Nd：YAG レーザー，1064 nm が肝斑を生じない健常レベルの真皮への再構築を誘導する可能性があるのかもしれない．レーザー治療終了後の真皮内環境の検討が待たれるところである．

筆者の施設ではダーモスコピーを用いて皮膚表面の角質層の状態を観察し，できるだけ健康な角質層の維持ないし改善方法を指導することで，表皮と真皮への紫外線の影響を最小限に抑え，かつ，真皮劣化予防に心がけている．さらに，Q-Nd：YAG レーザーによるトーニング効果が乏しいと判断した場合は，回数や出力を増やすより，ピコ秒レーザーへの移行を図っている．使用しているパルス幅 750 psec のピコ秒レーザー（enLIGHTen™, cutera, USA）は 2015 年 4 月に導入したもので，波長 1064 nm と 532 nm が発振できる Nd：YAG レーザーである．従来の Q-Nd：YAG レーザーと比較すると超短パルスから発振するピークパワーは 10 倍増加する．電顕的な裏付けはまだないが，メラニン顆粒に対する親和性の向上と photothermal な影響の著明な減少により，主に photoacoustic な効果がメラノゾームに限局する可能性が高まった．メラノサイトへのダメージが低下すると予想され，脱色素斑を誘発するにはより多くの治療回数が必要となると予想される．やはり，毎月 1 度の治療に留めているが，真皮に対する効果も臨床的に明らかな向上があり，単回照射で張りと保湿感を実感するなど，真皮の再構築が早期に図れる可能性が高く，肝斑の軽減効果は C6 を上回る（図 2）．まだ，症例数 60 例，照射回数は 1〜4 回と少ないが，早期の改善により，少数回にて治療終了が図れるとすれば患者にとって大きな福音となり得る．しかしながら，このピコ秒レーザーについても当初のトップハット型 Q-Nd：YAG レーザーと同様に evidence に乏しい状態であり，今後の基礎データの積み重ねが期待される．

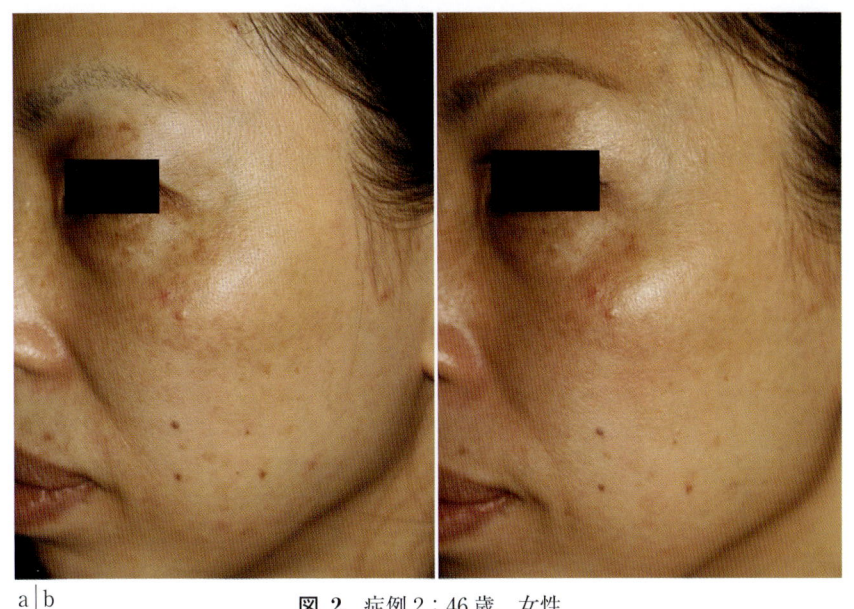

図 2. 症例 2：46 歳，女性
1064 nm，750 psec，0.6 J/cm^2 を毎月 1 回，計 2 回終了後 1 か月（b）

参考文献

1) Gharib, K., et al. : Tranexamic for Treatment of Melasma. Pigmentary Disorders. **2** : 190, 2015. doi : 10.4172/2376-0427.1000190
2) Engin, R. I., et al. : Pigmentation Disorders : A Short Review. Pigmentary Disorders. **2** : 189, 2015. doi : 10.4172/2376-0427.1000189
3) 吉村浩太郎：トレチノインとレチノール．光老化皮膚．川田　暁編．140-152，南山堂，2005.
4) Wang, C. C., et al. : Intense pulsed light for the treatment of refractory melasma in Asian persons. Dermatol Surg. **30** : 1196-2000, 2004.
5) Yamashita, T., et al. : Intense pulsed light therapy for superficial pigmented lesions evaluated by reflectance-mode confocal microscopy and optical coherence tomography. J Invest Dermatol. **126** : 2281-2286, 2006.
6) Taylor, C. R., Anderson, R. R. : Ineffective treatment of refractory melasma and postinflammatory hyperpigmentation by Q-switched ruby laser. J Dermatol Surg Oncol. **20** : 592-597, 1994.
7) Arora, P., et al. : Lasers for treatment of melasma and post-inflammatory hyperpigmentation. J Cutan Aesthet Surg. **5** : 93-103, 2012.
8) Polnikorn, N. : Treatment of refractory dermal melasma with the MedLite C6 Q-switched Nd : YAG laser : two case reports. J Cosmet Laser Ther. **10** : 167-173, 2008.
9) Polnikorn, N. : Treatment of refractory dermal melasma with the MedLite C6 Q-switched Nd : YAG laser and alpha arbutin : prospective study. J Cosmet Laser Ther. **12** : 126-131, 2010.
10) 葛西健一郎：【肝斑に対する治療戦略】肝斑に対する低出力 Q スイッチ ND：YAG レーザー治療（レーザートーニング）の危険性．形成外科．**57**：1117-1124, 2014.
11) Chan, N. P., et al. : A case series of facial depigmentation associated with low fluence Q-switched 1064 nm Nd : YAG laser for skin rejuvenation and melasma. Lasers Surg Med. **42** : 712-719, 2010.
12) Kim, M. J., et al. : Punctate leucoderma after melasma treatment using 1064-nm Q-switched Nd : YAG laser with low pulse energy. J Eur Acad Dermatol Venereol. **23** : 960-962, 2009.
13) Mun, J. Y., et al. : A low fluence Q-switched Nd : YAG laser modifies the 3D structure of melanocyte and ultrastructure of melanosome by subcellular-selective photothermolysis. J Electron Micorsc. **60** : 11-18, 2011.
14) Omi, T., et al. : Low Fluence Q-Switched Nd : YAG Laser Toning and Q-Switched Ruby Laser in the Treatment of Melasma : A Comparative Split-Face Ultrastructural Study. Laser Ther. **21**（1）: 15-21, 2011.
15) 黃　聖琥ほか：【肝斑に対する治療戦略】肝斑の治療戦略とレーザートーニングの位置づけ．形成外

科. **57**：1099-1108, 2014.
16) Sugawara, J., et al.：Influence of the frequency of laser toning for melasma on occurrence of leukoderma and its early detection by ultraviolet imaging. Lasers Surg Med. **47**：161-167, 2015.
17) 市橋正光：光線による皮膚障害. 最新皮膚科学体系 16. 玉置邦彦編集. 258-269, 中山書店, 2003.
18) Imokawa, G.：Autocrine and paracrine regulation of melanocytes in human skin and I pigmentary disorders. Pigment Cell Res. **17**：96-110, 2004.
19) Young, S. N., et al.：Intense pulsed light and low-fluence Q-switched Nd：YAG laser treatment in melasma patients. Ann Dermatol. **24**：267-273, 2012.
20) Kim, E. H., et al.：Vascular endothelial growth factor (VEGF) is significantly increased in melasma area and it may increase melanocytes activity. J Dermatol Sci. **154**：111-116, 2007.
21) Kang, H. Y., et al.：The dermal stem cell factor and c-kit are overexpressed in melasma. Br J Dermatol. **154**：1094-1099, 2006.
22) Kim, J. E., et al.：Histopathological study of the treatment of melasma lesions using a low-fluence Q-switced 1064 nm neodymium：yttrium-aluminium-garnet laser. Clin Exp Dermatol. **38**：167-171, 2013.
23) Liu, H., et al.：Laser induced collagen remodeling：a comparative study in vivo on mouse model. Lasers Surg Med. **40**：13-19, 2006.

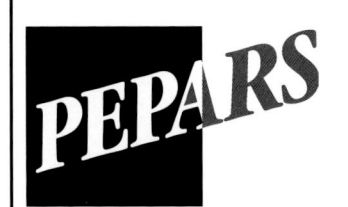

◆特集／シミ・肝斑治療マニュアル
肝斑治療
レーザートーニングはなぜ効くか，私はこう考える(2)

宮田　成章*

Key Words：肝斑(melasma)，レーザートーニング(laser toning)，メラニン(melanin)，線維芽細胞(fibroblast)，毛細血管拡張(telangiectasia)

Abstract　肝斑に対して低出力Qスイッチ Nd：YAG レーザーを高頻度で繰り返し照射するレーザートーニングという手法は，現在我が国をはじめとしてアジア諸国において盛んに用いられている．
　しかしながら，作用機序の解明よりも臨床結果が先立って治療法が普及していること，色素脱失などの合併症が生じるために，否定的な意見もある．
　レーザートーニングの作用機序については，メラニンの分解，排出促進作用，樹状突起の短縮や，メラニンに関与する各種蛋白，サイトカインなどの因子の動態について検討が行われているが，そのような直接的な作用だけではないと考えている．真皮の線維芽細胞や血管などへのレーザー照射の影響も関与している可能性がある．

はじめに

　肝斑は中年期以降の女性顔面に後天的に発生する色素性病変であり，その原因，病態は不明である．現在，治療法としてはトレチノイン・ハイドロキノンなどの外用剤，トラネキサム酸の内服，エレクトロポレーションやイオン導入，ケミカルピーリング，トラネキサム酸の皮下注射(水光注射)などが用いられている[1)2)]が，近年Qスイッチ Nd：YAG レーザーを低出力で高頻度複数回照射するレーザートーニングの有効性が報告され[3)]，我が国をはじめとしてアジア諸国において盛んに用いられている[4)5)]．
　一方で，肝斑の治癒，完治は難しく，またレーザートーニング治療による色素脱失，色素増強など様々な副作用もあるため，その危険性を考慮して治療自体に疑問を呈する意見もある[6)7)]．
　しかしながら肝斑は女性の顔面に広範囲に発生し，時に増悪し，色調が濃くなったり範囲が広がることから，外見上心理的に大きな負担をかける疾患である．整容的な観点から，一時的であれ，少しでも薄くなるのであればとレーザートーニングを受けたいと希望される患者も多い．
　治療の是非はともかく，既にアジア圏では広く普及している手法であり，それゆえにレーザートーニングの治療理論について明確になっているべきではあるが，現状ではまだ十分とは言えない．
　そのような状況の下，いまだ基礎データを持ち合わせていないが，レーザートーニングが効果的である理由について私見ではあるが文献的考察をもとに論じたい．

レーザートーニングの方法

　当院ではまず初診時に，外的な悪化要因(摩擦，炎症，乾燥，日光曝露，ピルの内服，妊娠)などの有無を問診やダーモスコピーなどを用いて確認し，基本的なスキンケアの指導を実施，内服や外用治療を行ったうえで，無効であると判断した症例にレーザートーニングを実施している．

---

* Nariaki MIYATA，〒105-0003　東京都港区西新橋2丁目5-11　NTKビル3F　みやた形成外科・皮ふクリニック，院長

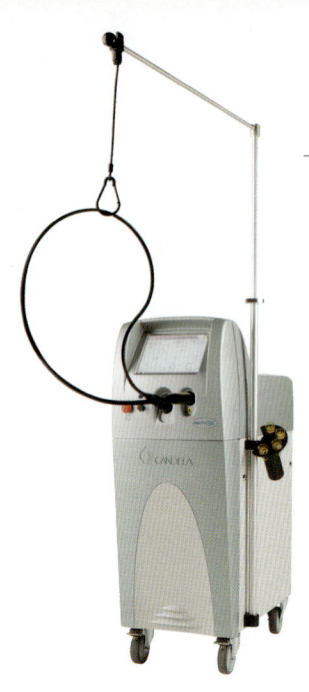

図 1.
当院で使用している機器シネロンキャンデラ社製 ALEX TriVantage™

また最も重要なことは,肝斑の診断である.後天性真皮メラノサイトーシス(ADM)や日光黒子,摩擦による毛細血管拡張,炎症性の色素沈着などを除外診断する必要がある.誤った診断のまま,もしくは診断もつけずにレーザートーニングを実施することがないように留意する必要がある.

その実際であるが,当院ではQスイッチNd:YAGレーザー シネロンキャンデラ社製ALEX TriVantage™を用いてレーザートーニングを行っている(図1).一般的なQスイッチNd:YAGレーザーと比較して,長いパルス幅(50ナノ秒)での発振となるため,ピークパワーが低く,照射時にはスタッキング(同一部を重ね打ち)を行う.色調が濃い部分ほどスタッキングの回数は多く,4〜6回程度としている.3mmの照射径で出力は3.4〜4.0Jの設定,施術後の発赤は生じない例も多く,エンドポイントは難しいが,概ね3パスの照射としている.治療頻度については,2週間に1度を目安として実施をしている.

代表的症例を示す.
症例1:51歳,女性
他院でのトラネキサム酸内服,外用剤塗布にて改善を認めず受診.内服と外用を継続して,レーザートーニングを実施した.2週毎8回の施術にて肝斑の色調は改善した(図2).

この機器を用いる理由は幾つか挙げられる.まず,Qスイッチアレキサンドライトレーザーをベースとしており,波長変換によって1064nm発振とするため,パルス幅が50ナノ秒と他社製品(5〜10ナノ秒)よりも非常に長い.そのためピークパワーが低く,過度に肝斑を刺激しない.切れ味が悪くなるが,メラニン顆粒の光熱緩和時間上限にあたるため周囲には影響が少なく,かつ選択

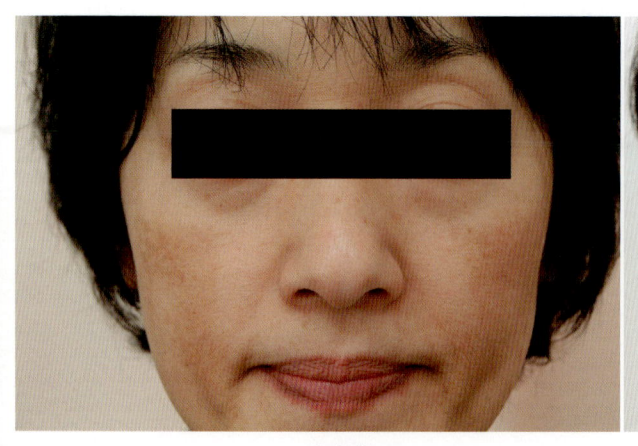

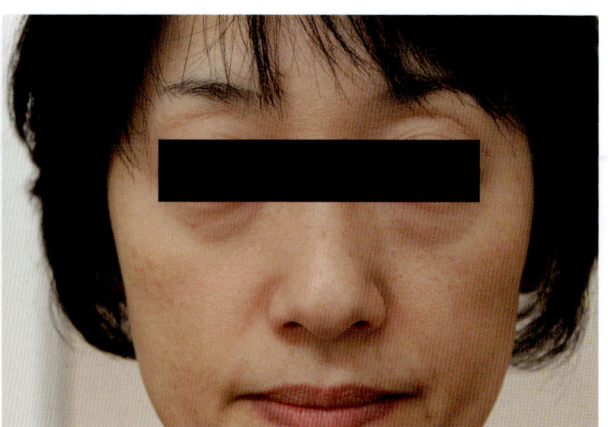

a. 治療前　　　　　　　　　　　b. 治療後
図 2. 症例1. 51歳,女性. レーザートーニング8回治療の前後

的に作用する最適な照射時間となる．

またハンドピース内で波長変換をしている特性上，レーザービームは集光・拡散されることなく，ハンドピースを皮膚面からかなり遠ざけても出力の変動は少ない．それゆえに厳密な出力設定が可能となる．

治療効果に差異がないという報告[8]もあり，安全性を重視して本機器を用いている．

考　察

肝斑に対して，レーザートーニングはなぜ効くか，これに明確な回答をすることは難しい．

Polnikorn らによって，肝斑に対する低出力 Q スイッチ Nd：YAG レーザーの有効性について症例報告[3]が行われたあと，多くの施設で追試が行われ，ハーフサイドテストにおいても明らかな改善がみられたという報告[9]もあり，臨床上の効果が優先され，検証されることなく治療が普及していったのが実情である．実際に筆者もその有効性については確信を持っている．

文献的にはメラニンの分解・排出促進作用が示唆され，また電顕上メラノサイトの樹状突起短縮の報告もある[10]．しかしながらメラニンへの直接的な作用が主であれば，他波長のレーザー・光を低出力で照射することで同様の結果を出すことができるはずである．

実際に Intense Pulsed Light による治療の報告もある[11]．

この場合，やはりメラニンの排出促進作用を狙って照射をしており，過剰な反応・メラノサイトの破壊を回避するために通常の日光黒子などの治療目的の場合に比較して，長波長帯を用いるなど様々な工夫が必要となっている．

レーザーに関して，1064 nm 波長を用いる理由・優位性は，短波長（ルビーやアレキサンドライト）のレーザーに比較してメラニンへの吸収がありながらも表皮へのダメージが少なく，肌色調の濃いスキンタイプでも安全に照射できるということから選択しているとされる[8]．筆者の経験でも Q スイッチアレキサンドライトレーザーを低出力で照射してみると，肝斑が増悪する確率が高いと感じる．

またレーザートーニングで用いられるパルス幅はメラニンの光熱緩和時間以下であり，低出力照射によって衝撃波を抑え，表皮基底層の空胞化を生じさせずにメラニン顆粒を変性させるとされている[12]．

以上のような理由から，Q スイッチ Nd：YAG レーザーはレーザートーニング治療に適していると結論づけられているのが現状である．

しかしながら臨床所見，組織学所見など，生じた結果に基づいて治療理論を推測しているにすぎず，Q スイッチ Nd：YAG レーザーの作用機序が解明されているとは言い難い．メラニン顆粒に対する直接的な作用のみがレーザートーニングの肝斑に対する治療機序であるのかどうか考えてみる必要がある．

肝斑の発生機序については不明な点が多いが，表皮のメラニン沈着そのものに関しては少しずつ解明されてきている．ケラチノサイト，メラノサイトのみではなく，真皮の線維芽細胞をも含めた，多彩な細胞間のパラクリンリンケージが表皮のメラニン沈着に重要な役割を持っている．これらの細胞への様々な刺激によってエンドセリン-1，SCF，bFGF，α-MSH などの各種サイトカインの産生が亢進，それが引き金になり，刺激されたメラノサイト内のシグナル伝達経路活性化によってチロシナーゼ酵素の遺伝子発現および蛋白発現が亢進するとされている[13,14]．

肝斑においても，メラノサイトの活性に大きく関与する真皮の SCF，表皮の c-kit の発現は増強しているという報告がある[15]．

また肝斑においては正常部位と比較して光線性弾性線維症が顕著に生じているという報告[16]もある．光老化の関連もあるが，真皮の変性を伴うのであれば，これがメラノサイトに対して何らかの影響を与えている可能性が示唆される．

さらには真皮の血管の関与も報告されている．

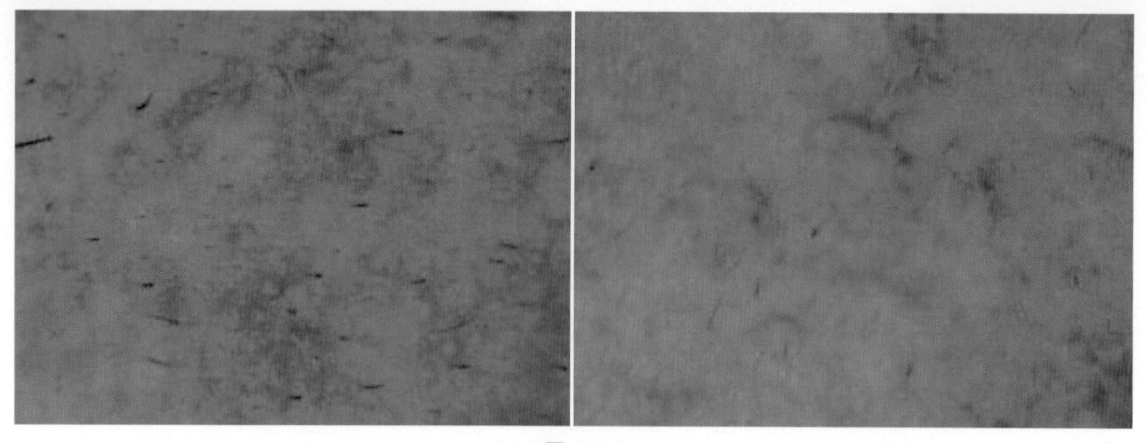

図 3.
a：血管走行に沿ったメラニン色素の沈着
b：レーザートーニング施術後．血管は残存しながらも色素が消退

　肝斑においては同部に存在する毛細血管の血管径と密度が増大，増加しており，血管由来の因子である VEGF の発現が増強している[17]．筆者の経験では，全ての症例に毛細血管拡張がみられるわけではないが，血管走行に沿ったメラニン色素の沈着がみられ，レーザートーニング施術後には血管は残存しながらも色素が消退していることもある（図 3）．
　肝斑においては真皮の線維芽細胞や血管に至るまでの様々な細胞間のネットワーク，サイトカインの関与があることが示唆される．
　そのうえで，波長として 1064 nm を用いる意義があるのではないかと推測される．
　近赤外線光である Nd：YAG の波長は短波長光と比較して深達度があり，それゆえ真皮の線維芽細胞に対して様々な生化学的作用があるとされている[18]．特に光熱作用の閾値以下での照射は破壊を伴わない作用が主となる．
　類似した例として，Bjerring によればパルス色素レーザーの低出力照射によって血管周囲からのサイトカインの放出，それによるコラーゲン産生誘導が報告されている[19]．
　Nd：YAG レーザーの標的をもとに考えれば，色素レーザーと同様，メラニンだけではなく血管系への何らかの作用と，引き続き生じるサイトカインの放出，線維芽細胞への影響が考えられる．それが刺激となるのか，抑制となるのかは不明であるが，低出力 Nd：YAG レーザー照射は，単純なメラニン排出促進作用のみではなく，肝斑の病態に関わる様々な因子によって色調を改善する可能性がある．レーザートーニング治療後には α-MSH，チロシナーゼ，TRP-1，TRP-2，NGF などメラニンに関与する蛋白の発現が減少しているという報告[20]はあるが，Q スイッチ Nd：YAG レーザーの血管や真皮への作用によって，メラニンに直接関与しない物質がどのような影響を受け，最終的にメラニン産生などに関与するのか興味が持たれるところである．
　いずれにせよ，中年期以降に発生する肝斑には，単なる摩擦や紫外線，女性ホルモンの関与だけではなく，加齢という因子の影響は不可欠のものである．そうであれば，真皮や血管などの加齢性変化が複雑に絡み合って肝斑を発生させているという考え方もできる．そういった意味では，真皮や血管に作用を及ぼす Nd：YAG レーザーの波長が肝斑には有効であるのかもしれない．
　さて，レーザートーニングを実施する上で避けては通れないものとして，先述のように色素脱失の合併症がある．これは非常に大きな問題である．通常 Q スイッチレーザーで色素脱失が生じるのは高出力照射によるものであり，レーザートーニングで生じるということは，低出力であっても反復して頻回に照射すればメラノサイトが機能を喪失するということである．皮肉ではあるが，もう

一つの根拠として，これはレーザートーニング治療が肝斑に有効な理由でもあるとも考えられる．メラニンを作る機能を何らかの作用で喪失させていく力がレーザートーニングにはあると言える．

しかしながら，この効果を完全にコントロールできるわけではない．それゆえ照射の際は慎重を要する．

特に正しい診断をした上でかつ可能であれば皮膚のメラニン量を客観的に機器などで評価した上で慎重に常に出力などを考えながら実施をしないと，肉眼では気づかない色素脱失の症状を見逃し，顕在化させてしまう恐れがある．効果がないから出力を上げる，頻度を増すなどの安易なレーザートーニング治療は避けるべきである．効果と合併症の境界・安全域が不確かなことがこの治療の最大の欠点であり，軽率な治療をしてはいけない理由でもある．

またレーザートーニングの肝斑治療全般における位置づけも重要である．

肝斑は生活習慣病と同じく，治癒することはない．レーザーで治癒する疾患ではない．糖尿病患者の血糖値はインスリン投与などで下がるが，止めれば元に戻る．しかし運動療法や食事療法でコントロールしていくと以前ほど悪い数字にはならない．初期には食事や運動でコントロールし，それでも高血糖であれば内服を開始し，コントロール不良であればインスリンの皮下注射などを考慮する．そこまでしても治癒することはない．

肝斑においても同様に考えるべきである．

洗顔指導やUVケアが第一選択であり，次いで内服や外用である．これで結果が出ればインスリン皮下注射に相当するレーザートーニングは実施をする必要はない．

しかしこれら保存的治療，従来の方法では結果が伴わない場合，やみくもに長期間経過を観察しながら辛抱強く治療を続けていくべきなのかどうか，これは美容医療にとっては大きな問題となる．外見上の悩みでは数か月間従順に治療を続けてくれるとは限らない．強固な信頼関係があればその限りではないが，多くの場合通院は中断されてしまう．

個人的には「切り札」としてのトーニング治療という位置づけで考えている．

ただし，レーザートーニングを実施する際は，治癒するものではないことを念頭に，メリットとデメリットを十分に理解した上で，また患者にも説明した上で，選択するべきものである．

まとめ

肝斑に対するレーザートーニングの作用機序は，メラノサイトを破壊せず，メラニンの分解，排泄促進など直接作用を主とするものであるとされるが，それ以外にも真皮の線維芽細胞，血管への作用が考えられる．ただし，いまだ明確な機序は解明されておらず，色素脱失などの合併症も報告されることから，安易な治療を実施することなく，慎重に照射をするべきである．

参考文献

1) Gupta, A. K., et al.：The treatment of melasma：a review of clinical trials. J Am Acad Dermatol. 55：1048-1065, 2006.
2) 土井秀明ほか：【肝斑に対する治療戦略】日本でおこなわれている肝斑治療について．形成外科．57：1093-1098，2014.
3) Polnikorn, N.：Treatment of refractory dermal melasma with the MedLite C6 Q-switched Nd：YAG laser：two case reports. J Cosmet Laser Ther. 10：167-173, 2008.
   Summary　肝斑の治療に対してレーザートーニングを用いた最初の報告である．
4) 山下理絵：肝斑の治療方法：私はこうしている．Aesthet Dermatol. 20：357-367，2010.
5) 黄　聖琥ほか：【肝斑に対する治療戦略】肝斑の治療戦略とレーザートーニングの位置づけ．形成外科．57：1099-1108，2014.
6) Chan, N. P., et al.：A case series of facial depigmentation associated with low fluence Q-switched 1,064 nm Nd：YAG laser for skin rejuvenation and melasma. Lasers Surg Med. 42：712-719, 2010.
7) 葛西健一郎：【肝斑に対する治療戦略】肝斑に対す

る低出力 Q スイッチ Nd：YAG レーザー治療（レーザートーニング）の危険性．形成外科．**57**：1117-1124，2014．

8) Alsaad, S. M., et al.：A split face study to document the safety and efficacy of clearance of melasma with a 5 ns Q switched Nd YAG laser versus a 50 ns Q switched Nd YAG laser. Lasers Surg Med. **46**：736-740, 2014.

9) Wattanakrai, P., et al.：Low-fluence Q-switched neodymium-dopped yttrium aluminum garnet (1,064 nm) laser for the treatment of facial melasma in Asians. Dermatol Surg. **36**：76-78, 2011.

10) Mun, J. Y., et al.：A low fluence Q-switched Nd：YAG laser modifies the 3D structure of melanocyte and ultrastructure of melanosome by subcellular-selective photothermolysis. J Electron Microsc. **60**：11-18, 2011.

11) 根岸　圭ほか：Intense Pulsed Light による肝斑の治療．Aesthet Dematol. **20**：348-356，2010．

12) 西村浩之ほか：Q-switched Nd：YAG レーザー Medlite™ によるレーザートーニングの実際と作用機序についての考察．日レ医誌．**34**：159-166，2013．
Summary　レーザートーニングの作用機序について工学的，臨床的の両側面から検討した文献．

13) 芋川玄爾：老人性色素斑の発症病態，特に色素沈着増強メカニズムについて．Aesthet Dermatol. **19**：297-309，2009．

14) Kim, E. H., et al.：Melasma：Clinical features and pathomechanisms. Aesthet Dermatol. **19**：320-328, 2009.

15) Kang, W. H., et al.：The dermal stem cell factor and c-kit are overexpressed in melasma. Br J Dermatol. **154**：1094-1099, 2006.

16) Kang, W. H., et al.：Melasma：histopathological characteristics in 56 Korean patients. Br J Dermatol. **146**：228-237, 2002.

17) Kim, E. H., et al.：The vascular characteristics of melasma. J Dermatol Sci. **46**：111-116, 2007.

18) Dang, Y., et al.：Effects of 532-nm and 1,064-nm Qswitched Nd：YAG lasers on collagen turnover of cultured human skin fibroblasts：a comparative study. Lasers Med Sci. **25**：719-726, 2010.

19) Bjerring, P., et al.：Selective non-ablative wrinkle reduction by laser. J Cutan Laser Ther. **2**：9-15, 2000.

20) Kim, J. E., et al.：Histopathological study of treatment of melasma lesions using a low-fluence Q-switched 1064-nm neodium：yttrium-alminium-garnet laser. Clin Exp Dermatol. **38**：167-171, 2013.
Summary　レーザートーニングが生体内においてどのような反応を引き起こすのか，メラニンに関係する蛋白，サイトカイン発現について検討した論文．

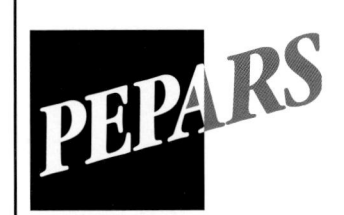

◆特集／シミ・肝斑治療マニュアル

肝斑治療

レーザートーニングによる合併症の経験と対策

黄　聖琥[*1]　菅原　順[*2]　佐武利彦[*3]　前川二郎[*4]

Key Words：肝斑(melasma)，レーザートーニング(laser toning)，白斑(vitiligo)，LLLT；low reactive level laser therapy，抗酸化(antioxidation)

Abstract 　肝斑の病態は刺激因子が多様であり，完治させることは難しく，レーザートーニングは対症療法として位置づけることが大事である．色素沈着を完全になくそうと，皮膚やメラノサイトに負担のかかる過度な治療をすると，白斑の合併を招く危険性もある．トーニング治療は照射間隔と照射回数をコントロールすることが大事である．初期からのビタミンCやビタミンEの内服はメラニンの産生抑制と同時に，抗酸化剤として白斑予防にも効果的であり，トーニング治療を行う肝斑症例や白斑を合併した光老化皮膚症例には長期併用を勧めている．また skin rejuvenation 治療も望む場合，表皮をターゲットにした治療から真皮をターゲットにした LLLT を主体にしていくことで，白斑を予防し，且つ HSP70 による色素沈着の改善も期待でき，skin rejuvenation 効果と同時に，長期的に肝斑の安定が図れると考える．

はじめに

　2008年頃よりアジアを中心に肝斑に対してQスイッチ Nd：YAG レーザーの低出力照射治療が行われ始めた．この治療法は"レーザートーニング"（以下，トーニング治療）と呼称されることが多い[1]．近年本邦でもかなり多くの施設で肝斑治療や skin rejuvenation 治療に好んで使われるようになっている[1]～[4]．この治療を行う上で，まずは肝斑の病態を理解することが大事であり，現段階では対症療法の1つであるという認識[5]と治療による合併症についての理解が必須である．合併症については，物理的蕁麻疹，痤瘡様発疹，微小点状出血，顔面産毛の白色化，単純疱疹の再発，白斑，斑状色素沈着低下など様々なものが報告されており[3]，その中でも白斑や斑状色素沈着低下は難治性であることから避けるべき合併症として認識され，ここ数年国内外で議論の的となっている．これまでもトーニング治療に伴う白斑や斑状色素沈着低下に関する報告では発生率が0～16.8％と報告されているが[6]～[9]，その発生機序や病態は未だわかっていない．我々は2011年9月より肝斑に対しトーニング治療を行っているが，これまで様々な照射方法(weekly，two weekly，monthly など)でトーニング治療を行ってきた．当施設で肝斑 147 症例に対しトーニング治療を行い，白斑の合併症について retrospective に検証し報告した[10]．この報告も踏まえ，合併症の対策とさらにそこから学んだ肝斑の治療戦略について述べていく．

[*1] Seiko KOU，〒231-0015　横浜市中区尾上町4-54　Kannai ex ビル8F　KO CLINIC，院長／〒232-0024　横浜市南区浦舟町4丁目57番地　横浜市立大学附属市民総合医療センター形成外科，レーザー外来担当医
[*2] Jun SUGAWARA，〒236-0004　横浜市金沢区福浦3-9　横浜市立大学附属病院形成外科，助教
[*3] Toshihiko SATAKE，横浜市立大学附属市民総合医療センター形成外科，准教授
[*4] Jiro MAEGAWA，〒236-0004　横浜市立大学附属病院形成外科，教授

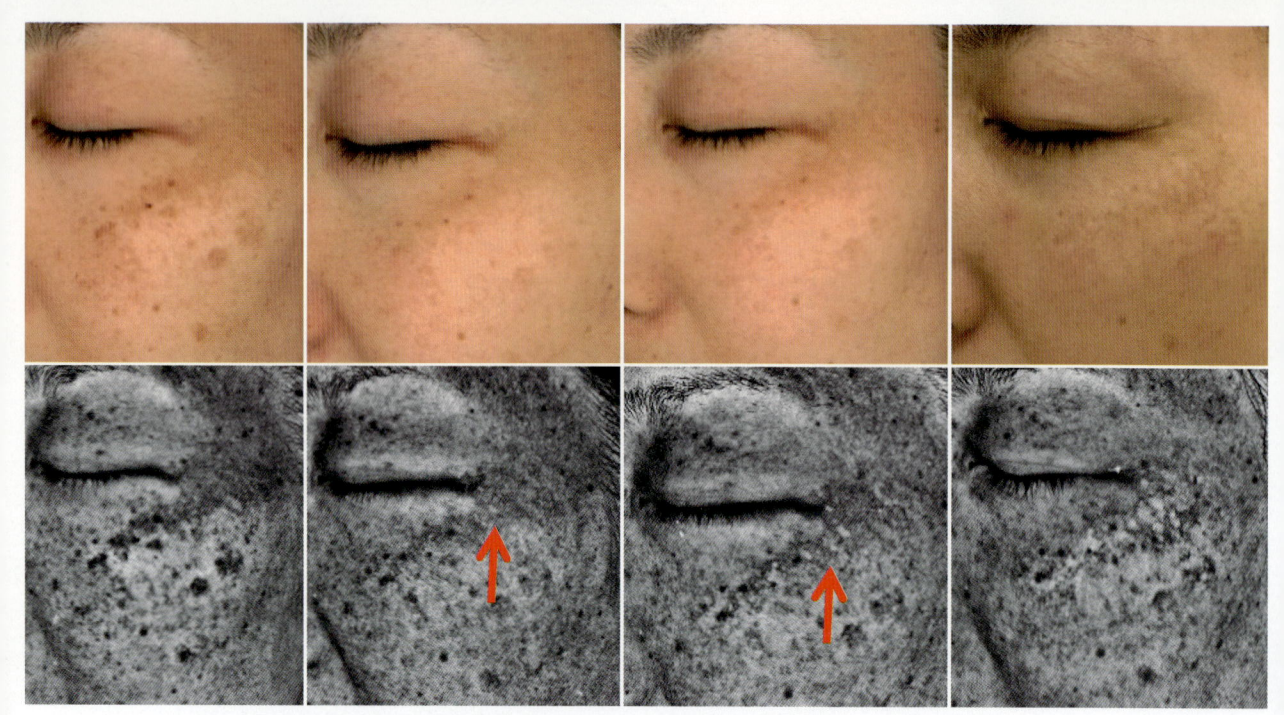

図 1. 40 代，女性．日常は屋内での勤務

a	b	c	d
e	f	g	h

a：初診時の標準画像
b：Short interval toning 11 回目の標準画像．臨床的には白斑を確認できない．
c：Short interval toning 20 回終了後，long interval toning 1 回目の標準画像．この時点で始めて臨床的に白斑と診断された．
d：トーニング合計 38 回施行後の標準画像．白斑と診断された後も肝斑の維持を目的に long interval toning を継続したが，白斑の悪化を認め合計 38 回のトーニングで中止した．
e：初診時の UV 画像
f：Short interval toning 11 回目の UV 画像．臨床的には確認できないが，UV 画像では白斑が出現しているのが確認できる．
g：Short interval toning 20 回終了後，long interval toning 1 回目の UV 画像．UV 画像では白斑が悪化しているのが確認できる．
h：トーニング合計 38 回施行後の UV 画像．UV 画像では白斑が周囲に拡大し，さらに悪化しているのが確認できる．

当施設でのトーニング治療に伴う白斑の合併症についての検討

2011 年 9 月～2013 年 12 月に肝斑を有し，トーニング治療を計 5 回以上行っていた 147 症例を対象にした．今回，治療頻度による白斑発生率の違いを調査するために，治療間隔別に 3 群に分けて検討を行った．A1 群は月 2 回の short interval toning を，A2 群は月 3 回以上の short interval toning を，いずれも 2 か月以上行っている．B 群は 1 か月以上の間隔をあけた long interval toning を行っている．トーニング治療に用いた Q switched Nd-YAG レーザーは，cutera 社の myQdual™ であった．トーニング治療で用いた設定は，照射径は 5 mm，照射エネルギー 1.6～2.0 J/cm^2，10 Hz で軽度の発赤が認められるまで照射(multiple passes)を行い，1 回の照射は全顔で 2,000～3,000 shots であった．全例でトーニング治療と平行してトラネキサム酸の内服，5%ハイドロキノンの外用を同時に開始した．白斑の評価には臨床的所見だけでなく，Can Field 社の Visia Evolution を用いて毎回の診察時に画像撮影を行い，標準画像と紫外線画像を用いて評価を行った．

結果，147 例中 3 例に白斑を認めた．うち 2 例

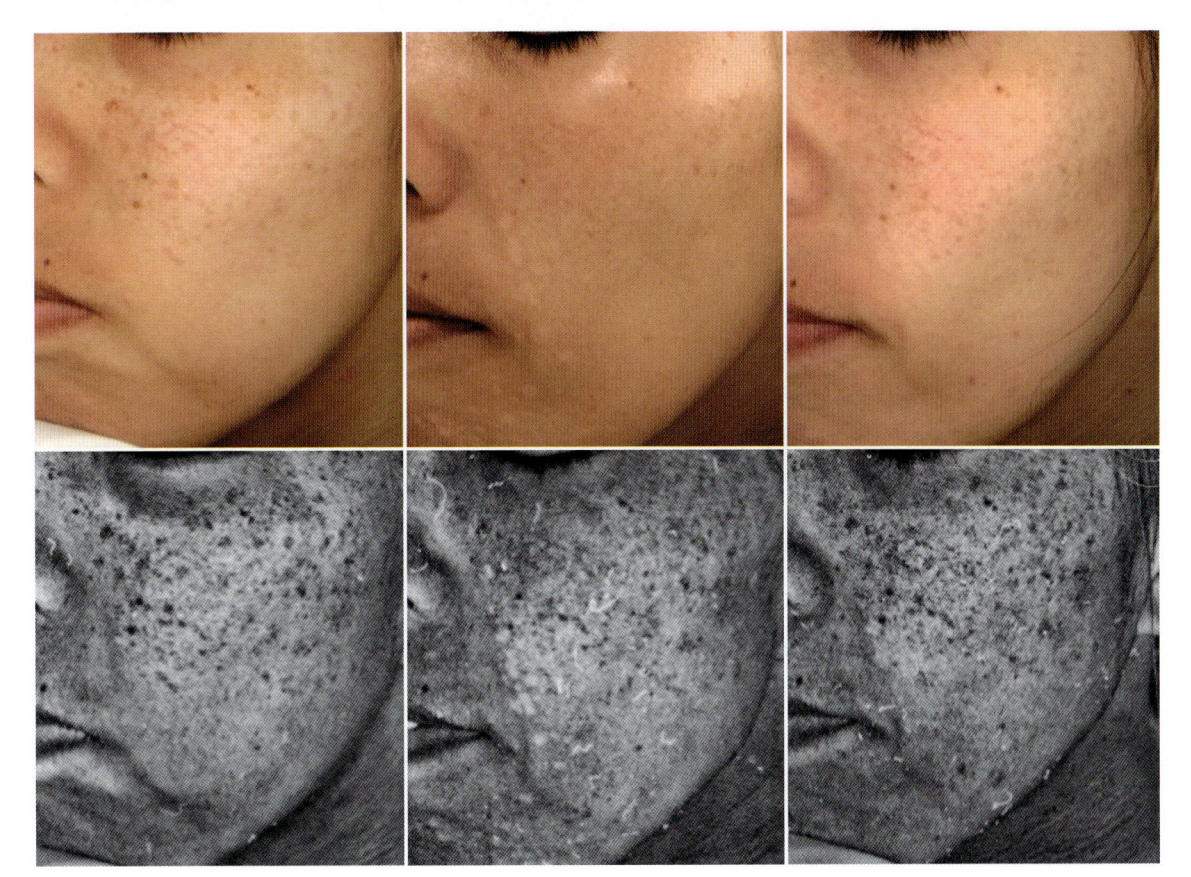

a	b	c
d	e	f

図 2. 40 代，女性．サーフィンを続けながらの肝斑治療を希望された．
 a：初診時の標準画像
 b：Short interval toning 7 回目の標準画像．大きさが 5 mm 程度の白斑が散在している．
 c：白斑出現後 4 か月の標準画像．白斑出現後はトーニングを中止，約 4 か月で白斑は改善している．
 d：初診時の UV 画像
 e：Short interval toning 7 回目の UV 画像．大きさが 5 mm 程度の白斑が散在しているのが，よりはっきりとわかる．
 f：白斑出現後 4 か月の UV 画像．UV 画像でも白斑が改善しているのがわかる．

は A1 群（図 1）と A2 群で，月 2 回以上の照射（short interval）を 20 回施行したところで，白斑に気づいた．いずれも白斑を避け月 1 回治療していたが，白斑の拡大を認めたので治療を中断した．また UV 像を確認するといずれも 13 回目，12 回目で白斑の始まりを確認できた．3 例目は A1 群で 7 回目に白斑を認めた．6 回目の UV 画像では白斑と確認できなかった（図 2）．白斑は出現時より大きく，多発しているのがわかる．即座にトーニング治療を中止し，4 か月後には白斑の自然軽快を認めた．

　前者の 2 例の場合，1〜2 週毎の short interval で長期に繰り返していることが色素脱失の原因と推測された．Chan らが報告しているように各照射のエネルギーが蓄積しメラノサイトへのダメージが大きくなることが考えられた[11]．Short interval での照射が 10 回を超えてくると，白斑の発生するリスクが高くなることを念頭に置きたい．また 13 回目，12 回目で UV 像で白斑の始まりが確認できており，画像診断器の UV 像などがあれば利用し，できるだけ色素脱失を未然に防ぐことが大切である．

　後者の 1 例は普段より頻繁に野外でスポーツを行っており，紫外線曝露による皮膚バリア機能の

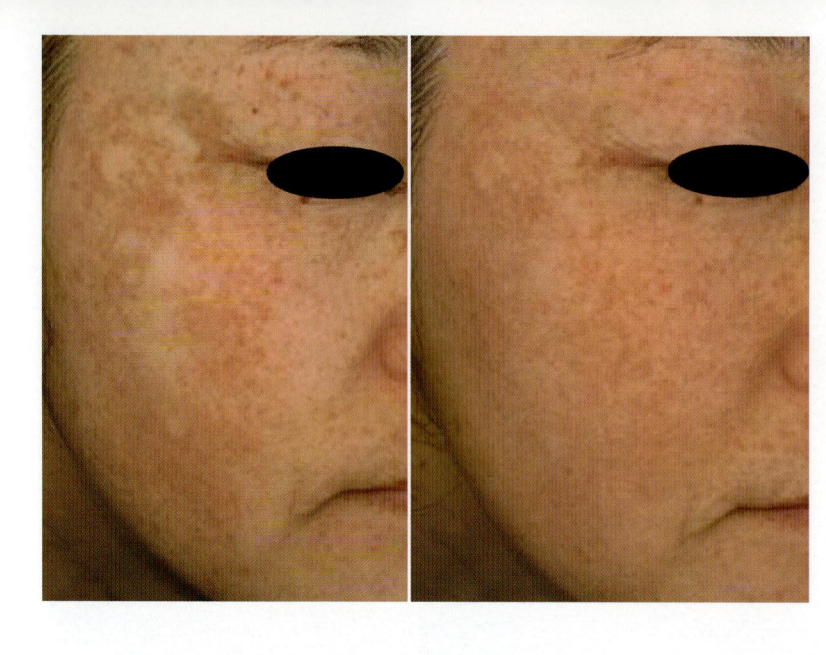

図 3.
光老化による白斑を認めた 40 代女性
LLLT と抗酸化療法による白斑の改善
　a：初診時（2014 年 1 月）
　b：2015 年 6 月

低下，光老化の可能性が考えられた．長期にわたって紫外線に曝露された場合，過度の色素沈着と同時に，色素脱失をまだらに起こしている例をよくみることなどを考えると，メラノサイトの機能が落ちている可能性も推測される．このような状況を回避するには，肝斑部や紫外線曝露部の色素沈着が強い症例では，マイクロスコープなどで肌のバリア機能の状態を確認し[12)13)]，まずは保存療法を長めに行い，肌が健全な状態になるまではトーニング治療は控えるべきと考える．また通例の治療でも，ある一定の効果を認めた後は維持療法に移行し，治療間隔を最低でも 1 か月に 1 回程度までのばし，色素脱失の予防を行うことが重要である．できてしまった色素脱失に対しての治療には紫外線療法が用いられているが，難治性であることが多いとされている[14)15)]．

白斑症について

　後天性白斑はいくつかの要因別に分類されており，尋常性白斑が最も多く（人口の 0.5〜1％），自己免疫や遺伝的な関与など様々な病因の可能性が示唆されている．その他，熱傷，放射線，薬剤などの炎症などの物理的原因，感染症，加齢変化も主な要因として挙げられている[16)]．最近では活性酸素関与[17)18)]や H_2O_2 を酸化減少させる抗酸化酵素のカタラーゼ活性の関与[19)]などが報告されてきており，活性酸素のコントロールが白斑の改善と予防に関わっている．抗酸化作用をもつ経口ビタミン E 投与をナローバンド UVB 療法に併用することで治療効果を高めるといった報告[20)]もあり，H_2O_2 の生成を抑制する高濃度ビタミン C 点滴やアスタキサンチンなどの高い抗酸化作用をもつサプリメントも白斑改善に大いに役立つ可能性がある．レーザーで白斑が出現し始めたら，即中止し，紫外線療法などの早い対応が最も大切であるが，一方で，白斑を出さないケア法として，上述したトーニング治療の照射間隔と回数，早期 UV 画像診断に注意した上で，白斑の要因となる物理的刺激（メイクとメイクの仕方，日焼け），酸化ストレスなどを避けることも重要であると考える．

LLLT と抗酸化療法による白斑を合併した光老化皮膚の治療

　大城らは生体の活性化を利用した治療である低反応レベルレーザー治療という概念（low reactive level laser therapy；LLLT）を報告しており[21)]，その後，LLLT による創傷治癒促進，疼痛緩和，各種皮膚疾患への臨床応用が報告されている．その中で，尋常性白斑への効果の報告も出ている[22)23)]．機能が低下していると考えられるメラノサイトに対しての活性化を目的としている．当院でも長年の露光による白斑と肝斑，老人性色素斑などが混

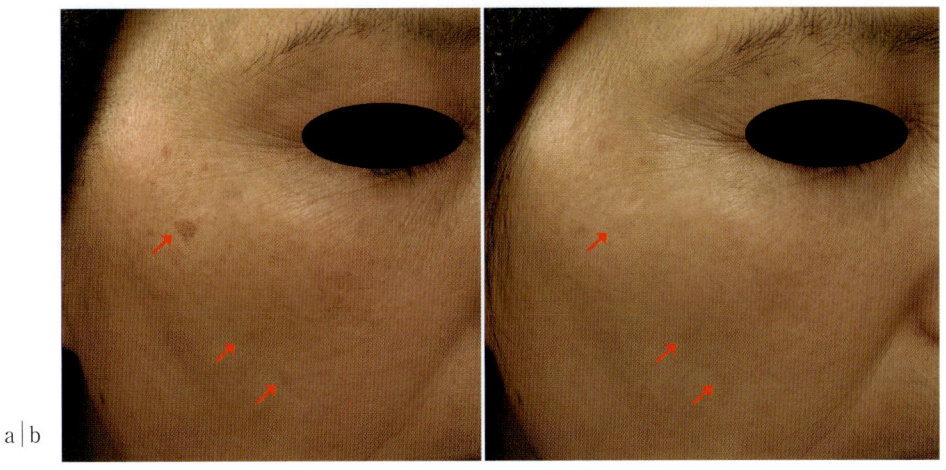

図 4. スキンタイプⅢの 50 代女性
ロングパルス Nd：YAG レーザーを主体にした LLLT によって皮膚全体が明るくなった．
注）▲の老人性色素斑は IPL（Acutip™）を 1 回 11 J/cm² で照射している．
a：治療開始（2014 年 4 月） b：3 回治療後 1 か月後（2014 年 8 月）

合している症例に，ビタミン C，ビタミン E，トラネキサム酸の内服から開始し，2 か月間は色素沈着部のみショートインターバルのトーニング治療を行い，その後は先に述べた高い抗酸化力をもつ高濃度ビタミン C 点滴とロングパルス Nd：YAG レーザーなどを用いた LLLT を主体としたレーザー治療を月 1 回，約 1 年行った症例を経験した．治療経緯は図 3 のように色素脱失も色素沈着も改善し，全体的に色が均一になっているのがわかる．

真皮をターゲットとした LLLT による表皮色調のコントロール

近年，複雑な表皮細胞由来のサイトカインネットワークが明らかになってきている[24]．メラノサイトはこのような様々なサイトカインの刺激にさらされており，表皮をターゲットにしたトーニング治療のみで肝斑を根本的に解決することは難しいと言える．スキンタイプが高い症例や光老化の進んだ症例では特にその傾向が強い．このような症例に真皮をターゲットとした LLLT を行うことによって，表皮の色調のコントロールがうまくいった症例をよく経験する．図 4 がその 1 例である．スキンタイプはⅢで日焼けによる色素沈着を起こしやすい方であった．内服，外用はしておらず，ロングパルス Nd：YAG レーザーの中空照射（Genesis™, cutera 社）[25]とビタミン C のエレクトロポレーションによる導入を月 1 回の間隔で 3 回施行した．設定は照射径 5 mm，パルス幅が 0.3 ms，出力が 12～14 J/cm² で，10 Hz で 7,000 ショットで照射した．約 4 か月で全体の皮膚の色調が明るくなった．LLLT は前述した白斑の色素改善効果と同時に色素沈着の改善効果をも持ち合わせる場合がある[23)26)]．また，皮膚温度を約 20～30 分 45℃ 前一定の時間継続することで，HSP70 というタンパクが産生し，色調が改善したとも推測された．皮膚のケラチノサイトに HSP70 が増えることで紫外線依存の傷害（細胞死，炎症反応，DNA 傷害）が軽減することやメラノサイトに HSP70 が増えることでメラニン産生が抑制されることが報告されている[27]．

白斑の合併症対策と長期 LLLT 照射から学んだ肝斑の治療戦略・まとめ

肝斑は悪化因子が複数あり，広義に症候群と捉え[5]，また可能性のある原因，紫外線予防と物理的刺激を避けたスキンケアを徹底することが最優先事項である．トラネキサム酸，ビタミン C，ビタミン E の内服は非常に効果的であり，第 1 選択の治療と考えられる．保存療法から（通常 2 か月）

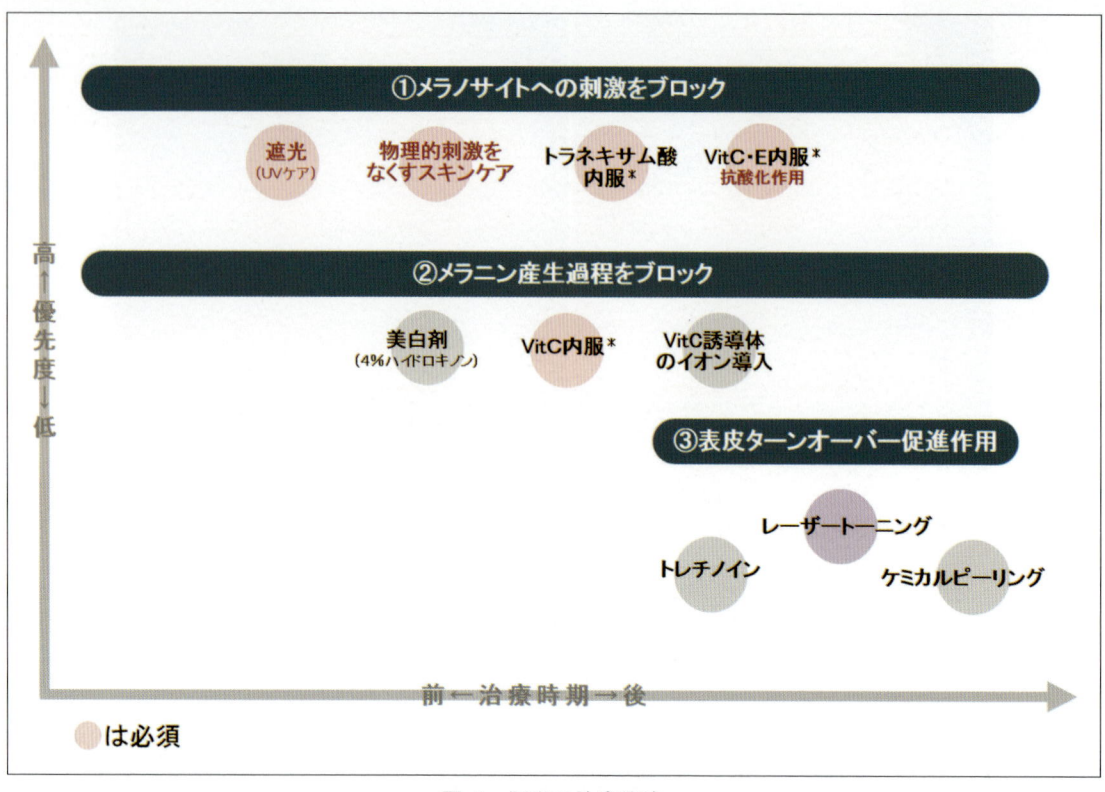

図 5. 肝斑の治療戦略
*当施設では，トラネキサム酸：500〜1,000 mg/日，VitC：600 mg/日，VitE：200 mg/日を推奨

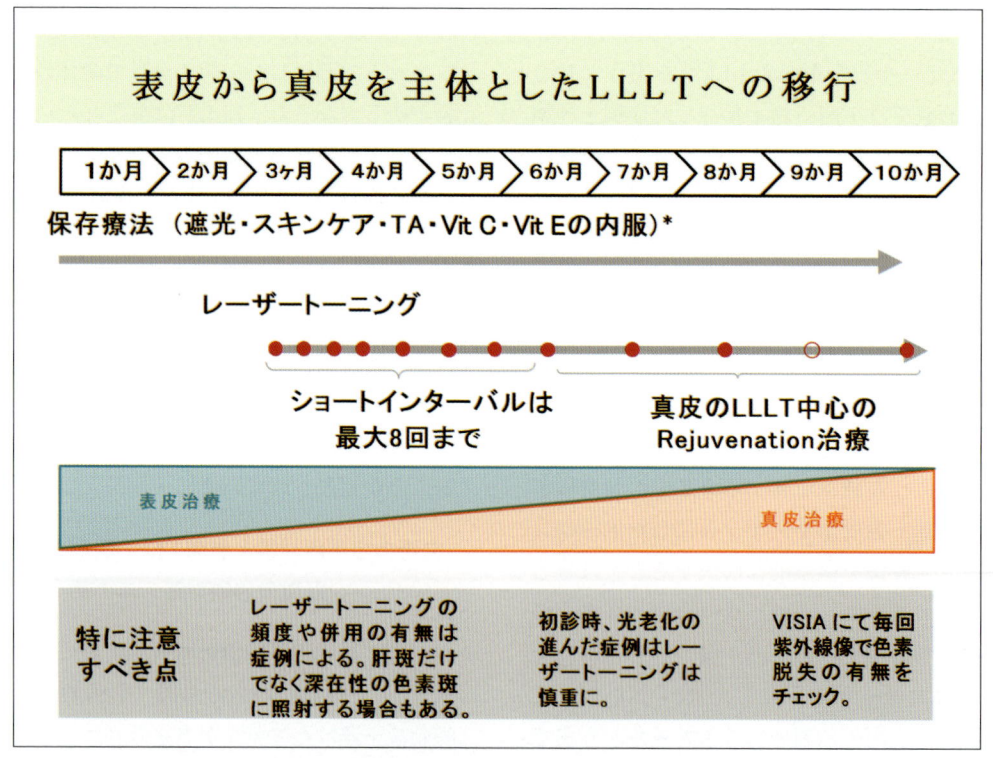

図 6. 肝斑を伴う光老化・加齢皮膚に対しての経時的治療シェーマ
*TA：トラネキサム酸(500〜1,000 mg/日)，VitC：ビタミン C(600 mg/日)，VitE：ビタミン E(200 mg/日)

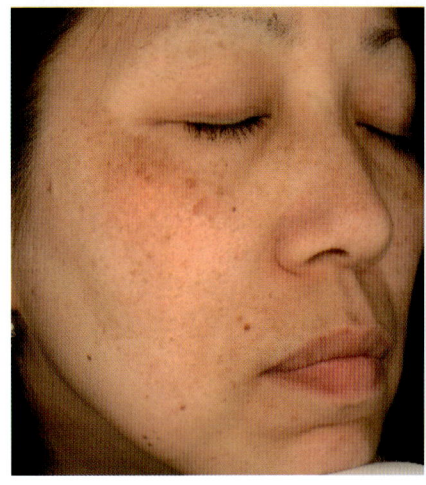

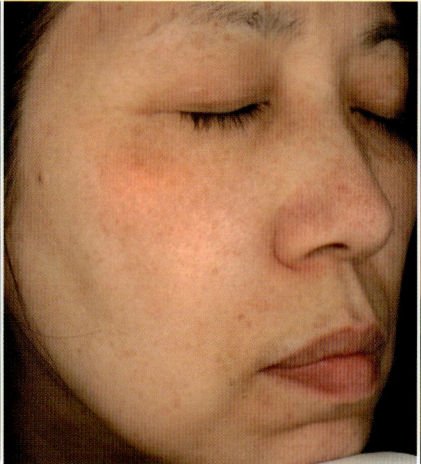

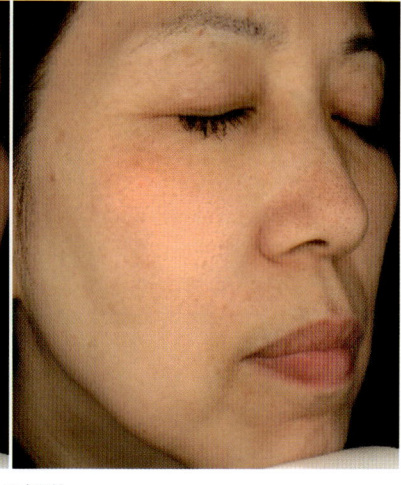

a|b|c 図 7. 表皮の治療から LLLT 中心の治療へ．7 年の経過

a：初診．保存療法(スキンケア指導，トラネキサム酸の内服，4％ハイドロキノン塗布)開始．4 か月後より，1〜2 か月間隔で，肝斑部以外に IPL，前述したロングパルス YAG レーザーによる Genesis™ 治療開始．2 年目より肝斑部中心にトーニング治療を加えている．

b：初診より 3 年後．肝斑軽快．保存療法は継続のまま，3 年目以降は肉眼上色素斑が消褪してきたため，IPL やトーニング治療の頻度を少なくし，ロングパルス Nd：YAG レーザーなど真皮をターゲットにした LLLT 主体として，肝斑の領域も含め 2〜3 か月に 1 回の治療を継続した．

c：初診より 7 年後，1 年を通して季節による肝斑の濃さの変動も小さくなった．肝斑の安定が図れたと判断し，保存療法はビタミン C とビタミン E の内服中心で，トラネキサム酸は 3 年目以降，夏場のみ予防的に内服している．6 年目以降は 2 か月に 1 回の間隔で Non-abrative Fractional Laser (Lux1540™)なども取り入れ，肝斑を増悪させることなく，skin rejuvenation 治療を継続している．

まず行い，メラノサイトへの刺激を沈静化した上で，必要があればトーニング治療を次の選択肢として行うことは有効である(図 5)．肝斑の病態は刺激因子が多様であり，完治させることは難しく，トーニング治療も対症療法として位置づけることが大事である．色素沈着を完全になくそうと，皮膚やメラノサイトに負担のかかる過度な治療をすると，色素脱失のような合併症を招く危険性もある．トーニング治療は前述のような照射間隔と照射回数をコントロールし，アンチエイジングとして skin rejuvenation 治療を望む方には，表皮をターゲットにした治療から真皮をターゲットにした LLLT 照射治療を主体にしていく(図 6)．これは白斑を予防し，且つ HSP70 の作用でメラノサイトに負担をかけずメラニンのコントロールができ，長期的に肝斑の安定が図れると考えているからである(図 7)．また初期からのビタミン C やビタミン E の内服はメラニンの産生抑制と同時に，抗酸化剤として白斑予防にも効果的であり，トーニング治療を行う肝斑症例や白斑を合併した光老化皮膚症例には欠かせないと考え，長期併用を勧めている．肝斑は短期間で治そうと焦らず，皮膚全層の健全な状態を作っていき，維持することを念頭に，長く付き合っていくスタンスが重要と考える．

参考文献

1) 山下理絵：肝斑の治療方法　私はこうしている. Aesthet Dermatol. **20**：357-367, 2010.
2) Berlin, A. L., Dudelzak, J., Hussain, M., et al.：Evaluation of clinical, microscopic, and ultrastructural changes after treatment with a novel Q-switched Nd：YAG laser. J Cosmet Laser Ther. **10**(2)：76-79, 2008.
3) Polnikorn, N.：Treatment of refractory dermal melasma with the MedLite C6 Q-switched Nd：YAG laser：two case reports. J Cosmet Laser Ther. **10**(3)：167-173, 2008.
4) Lee, M. C., Hu, S., Chen, M. C., et al.：Skin rejuvenation with 1,064 nm Q-switched Nd：YAG laser in Asian patients. Dermatol Surg. **35**(6)：929-932, 2009.
5) 黃　聖琥：【肝斑に対する治療戦略】肝斑の治療戦

略とレーザートーニングの位置づけ．形成外科．**57**(10)：1099-1108，2014．

6) Wattanakrai, P., Mornchan, R., Eimpunth, S.：Low-fluence Q switched neodymium-doped yttrium aluminum garnet(1064 nm)laser for the treatment of facial melasma in Asians. Dermatol Surg. **36**(1)：76-87, 2010.

7) Cho, S. B., Kim, J. S., Kim, M. J.：Melasma treatment in Korean women using a 1064-nm Q-switched Nd：YAG laser with low pulse energy. Clin Exp Dermatol. **34**(8)：e847-e850, 2009.

8) Sim, J. H., Park, Y. L., Lee, J. S., Lee, S. Y., et al.：Treatment of melasma by low-fluence 1064 nm Q-switched Nd：YAG laser. J Dermatolog Treat. **25**(3)：212-217, 2014.

9) Kim, M. J., Kim, J. S., Cho, S. B.：Punctate luecoderma after melasma treatment using 1064-nm Q-switched Nd：YAG laser with low pulse energy. J Eur Acad Dermatol Venereol. **23**(8)：960-962, 2009.

10) Sugawara, J., Kou, S., Satake, T., Maegawa, J., et al.：Influence of the Frequency of Laser Toning for Melasma on Occurrence of Leukoderma and its Early Detection by Ultraviolet Imaging. Lasers Surg Med. **47**(2)：161-167, 2015.

11) Chan, N. P., Ho, S. G., Shek, S. Y., et al.：A case series of facial depigmentation associated with low fluence Q-switched 1,064 nm Nd：YAG laser for skin rejuvenation and melasma. Lasers Surg Med. **42**(8)：712-719, 2010.

12) Lee, D. J., Lee, J., Ha, J., et al.：Defective barrier function in melasma skin. J Eur Acad Dermatol Venereol. **12**：1533-1537, 2011.

13) 宇津木龍一：12 美容皮膚科診断法．美容皮膚科学．112-125，南山堂，2005．

14) Dogra, S., Jain, R., Parsad, D., et al.：Leukoderma punctatum following systemic PUVA therapy. Int J Dermatol. **41**(12)：922-923, 2002.

15) Park, J. H., Lee, M. H.：Case of leukoderma punctata after topical PUVA treatment. Int J Dermatol. **43**(2)：138-139, 2004.

16) 塚本克彦：白斑の鑑別診断 白斑．シミと白斑最新診療ガイド 皮膚科臨床アセット11．181-190，中山書店，2012．

17) Demmak, I., Boudaya, S., Abdallah, F. B., et al.：Antioxidant enzymes and lipid peroxidation at the tissue level in patients with stable and active vitiligo. Int J Dermatol. **48**：476-480, 2009.

18) Dell'Anna, M. L., Ottaviani, M., Albanesi, V., et al.：Membrane lipid alterations as a possible basis for melanocyte degeneration in vitiligo. J Invest Dermatol. **127**：1226-1233, 2007.

19) Schallreuter, K. U., Kruger, C., Wurfel, B. A., et al.：From basic research to the bedside：efficacy of topical treatment with pseudocatalase PC-KUS in 71 children with vitiligo. Int J Dermatol. **47**：743-753, 2008.

20) Elgoweini, M., Nour El Din, N.：Response of vitiligo to narrowband ultraviolet B and oral antioxidants. J Clin Pharmacol. **49**：852-855, 2009.

21) 大城俊夫：痛みに対する低反応レベルレーザー療法と応用に関する再考．日レ医誌．**9**：33，1988．

22) Sasaki, K., Ohshiro, T.：Role of low reactive level laser therapy (LLLT) in the treatment of acquired and cicatrical vitiligo. Laser Ther. **1**：141-146, 1989.

23) Avci, P., Gupta, A., Sadasivam, M., et al.：Low-level laser(light)therapy(LLLT)in skin：stimulating, healing, restoring. Semin Cutan Med Surg. **32**(1)：41-52, 2013.

24) 芋川玄爾：表皮色素異常症におけるパラクリンサイトカイン相互作用メカニズム．Aesthet Dermatol. **25**：303-323，2015．

25) Tanaka, Y., Matsuo, K., Yuzuriha, S.：Objective assessment of skin rejuvenation using near-infrared 1064-nm neodymium：YAG laser in Asians. Clin Cosmet Investig Dermatol. **4**：123-130, 2011.

26) Huang, Y. Y., Sharma, S. K., Carroll, J., et al.：Biphasic dose response in low level light therapy—an update. Dose Response. **4**：602-618, 2011.

27) Matsuda, M., Hoshino, T., Yamashita, Y., et al.：Prevention of UVB radiation-induced epidermal damage by expression of heat shock protein 70. J Biol Chem. **285**(8)：5848-5858, 2010.

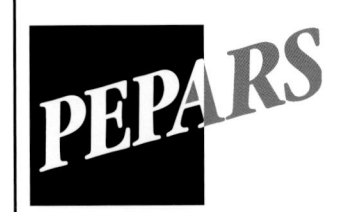

◆特集/シミ・肝斑治療マニュアル

肝斑治療

肝斑の治療戦略：肝斑の本質を考慮した保存的治療の重要性

葛西健一郎*

Key Words：肝斑(melasma)，保存的治療(conservative treatment)，バリア破壊(barrier destruction)，こすりすぎ(scrubbing)，炎症(inflammation)

Abstract　肝斑の本質は，こすりすぎに起因するバリア破壊とそれに伴う慢性炎症性色素沈着症である．それゆえ，肝斑の本質的治療は肌をこすらないで愛護的に扱うように指導する保存的治療しか存在しない．器質的疾患ではなく機能的疾患である肝斑に対して，異常構造物を破壊する作用のあるすべてのレーザー治療は肝斑を治癒させる効果を上げることはできない(禁忌である)．保存的治療に加え，症状悪化因子を避けメラニンの産生を抑える各種対症療法(サンスクリーン外用・ハイドロキノン外用・トラネキサム酸内服など)を併用することは推奨される．低フルエンス Q-sw Nd：YAG レーザー治療(レーザートーニング)は，治療期間終了後の肝斑増悪と難治性白斑形成の危険があり推奨できない．患者の生活習慣(こすりすぎ)を矯正し，バリア破壊のない状態を維持するようにさせることで，肝斑を発生しない肌の状態を保たせることが治療の最終目的になる．肝斑には保存的治療が王道である．

器質的疾患と機能的疾患―さて肝斑はどちら？

　病気には器質的疾患と機能的疾患がある(表1)．人体が構造的に異常になった場合や異常な細胞群が出現した場合が器質的疾患であり，その異常構造を修復することや異常細胞群を除去することが治療の中心となる．一方，機能的疾患は異常な細胞や構造が出現するわけではないがその機能が変調をきたすことによって引き起こされる病気であり，その変調を整えて正常化することが治療の中心となる．すなわち，器質的疾患に対しては外科的治療が適応となることが多いが，機能的疾患を外科的に治すことはできない．さて，肝斑を含む各種皮膚疾患を器質的疾患と機能的疾患に分類して治療について考えてみよう(表2)．太田母斑は真皮メラノサイトーシスでありQスイッチレーザーを用いて真皮メラノサイトを破壊すれば

表1．器質的疾患と機能的疾患の例と治療方針

器質的疾患	機能的疾患
悪性腫瘍 (完全摘出が原則)	糖尿病 (血糖コントロールが原則)
大動脈瘤 (異常大動脈の修復)	高血圧症 (血圧コントロールが原則)

完治し，再発もない．単純性血管腫は色素レーザーを用いて異常毛細血管を破壊すれば改善する．老人斑はレーザーなどで異常表皮細胞を除去すれば治癒する．このように器質的疾患の治療にはレーザーが非常に有用である．それに対して扁平母斑はレーザーで除去しても非常に高率に再発をきたす．扁平母斑の病変部を病理組織学的に検索しても，異常細胞・母斑細胞などの異常構造は見つからない．扁平母斑は局所的にメラニンの産生が高くなっている一種の機能的異常であると結論づけられる．PIH(炎症後色素沈着症)や肝斑もこの種類に属すると考えられる．

---

* Kenichiro KASAI，〒541-0053　大阪市中央区本町 3-6-4　本町ガーデンシティ2F　葛西形成外科，院長

表 2. 皮膚疾患における器質的疾患と機能的疾患そしてその治療

器質的疾患	機能的疾患
太田母斑 (レーザーで真皮メラノサイトを破壊する)	扁平母斑 (レーザー有効だが再発する)
単純性血管腫 (レーザーで拡張毛細血管を破壊する)	炎症後色素沈着症:PIH (どんな治療を加えてもさらに PIH 生じる)
老人斑 (レーザーで異常表皮細胞を除去する)	肝斑 (あらゆる治療刺激で増悪する)

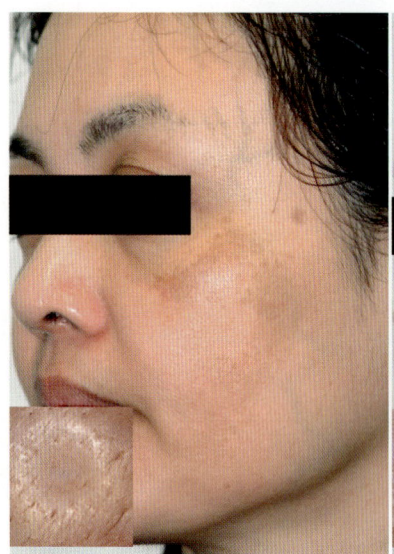

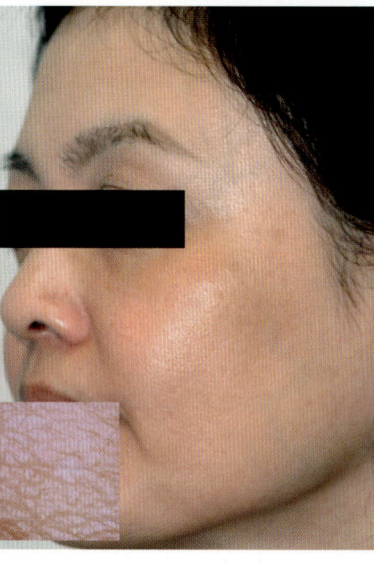

a｜b

図 1.
症例 1
 a：肝斑患者と病変部のダーモスコピー像
 b：保存的治療 4 か月後，肌をこすらないように指導したことでキメが改善すると同時に肝斑も著明に改善している．
(文献 11：葛西健一郎：肝斑にレーザーは禁物？．達人が伝授する日常皮膚診療の極意と裏ワザ．全日本病院出版会．in press より許可を得て転載)

肝斑の本質は？—こすり過ぎによる過刺激性炎症性色素沈着症

1. 肝斑は異常細胞が存在しない機能的疾患である

　肝斑病変部を生検しても特別な異常細胞はみられない．メラニンの産生は亢進しているが，正常に戻ることもあるし，再発することもある．すなわち，肝斑が機能的疾患であることは間違いないだろう．ただしその機能的異常が起こる原因については学会でも意見が分かれる．

2. 肝斑の原因はこすりすぎ(葛西仮説)

　筆者は，これまでの臨床的観察から経験的に，「肝斑」と「こすりすぎによるバリア破壊」が密接に関連していることを提唱してきた[1]．肝斑の患者の病変部をダーモスコピーで観察するとこすりすぎによってキメが消失している例(図 1-a)をよく経験する．そして，こうした患者に肌をこすらないよう指導するとだんだんキメが回復すると同時に肝斑が消失する(図 1-b)．こすりすぎによるバリア破壊と肝斑の程度は経験的に深い相関がある(表 3)．

3. 教科書に書かれている肝斑の原因は症状悪化因子に過ぎない

　肝斑の原因は日焼けだと言われる．たしかに日焼けは肝斑の症状悪化因子だろうが，頬骨部にできた肝斑が眼瞼にできないこの「境界」を説明できない．また，肝斑の原因は女性ホルモンと言われるが，両側卵巣摘出を受けてホルモン補充療法を行っていない患者にも肝斑が現れるのを説明できない．また女装男子にはしばしば肝斑が現われる．こうして見ると，これまで肝斑の原因と言われてきた事柄は，単に肝斑の症状悪化因子と考えた方がよさそうである(表 3)．

表 3. 肝斑の根本原因と症状悪化因子

肝斑の根本原因
こすりすぎによるバリア破壊と慢性炎症
肝斑の症状悪化因子
日焼け 女性ホルモン ストレスなど

表 4. 各種肝斑治療法の意味

治療法	作用機序	副作用	効果発現期間
サンスクリーン	UV 刺激を軽減	少ない	使用中だけ有効
ハイドロキノン	メラニン産生を抑制	少ない	使用中だけ有効
トラネキサム酸内服	メラニン産生を抑制	少ない	使用中だけ有効
レーザートーニング	メラノゾームを破壊	増悪, 白斑形成	治療中だけ有効
こすらない患者教育	炎症抑制	なし	半永久
レーザー脱毛	こすらなくても済む 異物性炎症抑制	なし	永久脱毛になれば半永久

表 5. 筆者の肝斑治療

必須	「こすらない」患者指導(葛西式保存療法)
オプション	サンスクリーン
	トラネキサム酸内服(500 mg/日)
	顔のレーザー脱毛(2 か月ごと)
稀に	ハイドロキノン外用
	トレチノイン外用
絶対に行わない	レーザートーニング

肝斑の治療法を考える

肝斑に対して現在行われている各種治療法の意味を考えてみよう(表 4).

1. 各種外用剤・内服薬: それなりに有効だが一過性

サンスクリーン剤が肝斑に有効と言われる. 重要な症状悪化因子のひとつである紫外線の影響を低減するのだから当然有効であろう. 副作用が少ない点も貴重である. ただし, その効果は塗っている間に限られる.

ハイドロキノンなどの美白剤が肝斑に有効と言われる. 文献的エビデンスもあり, 有効であることは間違いない. 副作用は少ないが, 効果は塗っている間に限られる.

トラネキサム酸の内服が肝斑に有効であることが経験的に臨床医の間で伝承されてきた. 最近になってようやくエビデンスレベルの高い論文が出始めた[2]. 副作用は少ない. 効果は内服継続中に限られる.

2. レーザートーニング: 継続中は有効だが副作用の危険

肝斑治療として最近流行のレーザートーニング[3)4)]だが, その効果は治療継続中に限られる. 治療中止後速やかに肝斑は再発する[5]. 再発するだけならともかく, 元より濃くなってしまう(増悪)ケースや, 難治性の白斑を形成してしまう危険がある点が大きな問題である[6)~11)].

3. こすらない患者教育(葛西式保存療法): 肝斑の本質を改善する治療

筆者は肝斑患者に対して, 定期的に通院させてキメをチェックして肌をこすらないように指導する方法(葛西式保存療法)を行っている[1]. 患者がこすりすぎをやめると次第にキメが回復し, 同時に肝斑が消えていくのが観察される. 患者が, 肌をこすらないことの重要性を認識して気をつけている限り, 通院を止めても肝斑が再発しないことが好ましい. 一時的な対症療法が多い肝斑の治療の中で, この方法は, より本質的な肝斑の治療と言えるのではないだろうか.

4. 顔の脱毛: 有力な補助療法

筆者は, 肝斑患者に対して顔のレーザー脱毛を積極的に施行している. 毛がなくなると肌がスベスベになって化粧のりがよくなるので非常に好評である. 化粧を塗る・落とす行為が楽になるので肌をこすらなくてもよくなる点も間接的に肝斑に効果があるように思われる. レーザートーニングでもその時は毛が焼けてなくなるので同じような効果が得られるが, Q スイッチレーザーでは毛は 100%再生するので永続性はない. それに対して, 筆者は顔の毛を本気で永久脱毛しようと考えて取り組んでいる. ところが, 顔面の毛は再生率が高いため永久減毛効果を得るためにはいろいろ工夫が必要である. 詳細は本稿の範囲ではないので省略する.

5. 筆者の考える最善の肝斑治療

筆者の考える最善の肝斑治療は, 肝斑の根本原

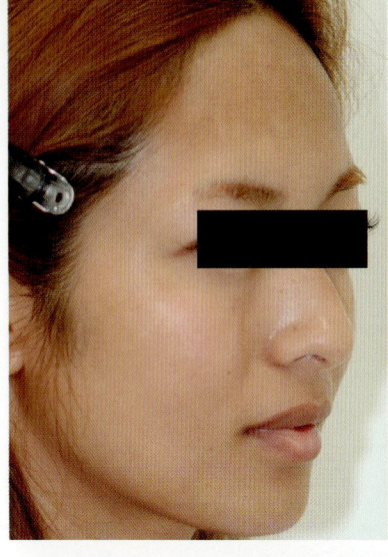

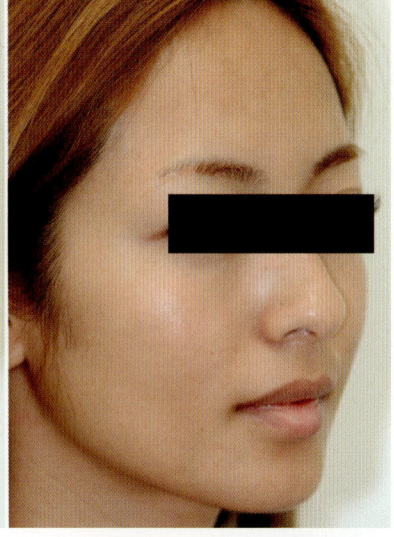

図 2.
症例 2
　a：治療前
　b：保存的治療 2 か月にて改善著明

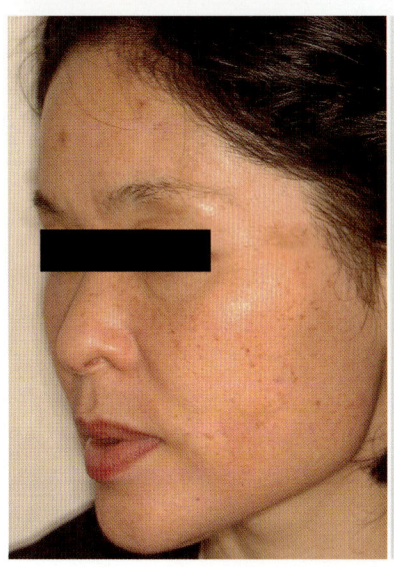

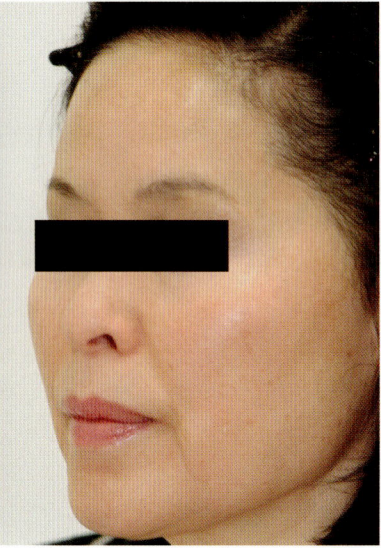

図 3.
症例 3
　a：治療前
　b：治療開始 16 年後．肝斑の再発はない．

因（こすりすぎ）を肝斑本人に認識させて「こすらない」生活習慣を身につけさせることにある．すなわち，（葛西式）保存療法が中心となる．そこへ各種対症療法を組み合わせるのもよいだろう．筆者は実際の臨床ではサンスクリーン剤を組み込み，副作用の少ないトラネキサム酸の内服を追加する場合が多い（表 5）．顔のレーザー脱毛を勧めるが必須ではない．稀にハイドロキノン外用・トレチノイン外用を加えることもあるが効果は一時的で副作用の可能性もあるのであまり価値はないと考えている．レーザートーニングは一時的な色素減弱効果があるものの，再発は必須であり，なおかつ終了時の増悪や難治性白斑形成の危険性があることを考えると，これを行うべきではないと考えている．

症　例

症例 2：33 歳，女性
　前額・頬・上下口唇に広範囲の肝斑を認める（図 2-a）．保存療法とトラネキサム酸（500 mg/日）内服を行い，2 か月で症状は改善した（図 2-b）．改善は著明だが，写真の日付は 8 月 17 日と 10 月 10 日であり，日焼けに気をつけたことによる改善である可能性もある．

症例 3：52 歳，女性
　散在性の老人斑が目につくが，それとは別に，前額・頬・上口唇に肝斑を認める（図 3-a）．筆者のクリニックに通院して 16 年後，患者は 68 歳に

図 4.
症例 4
　a：治療前．ADM と肝斑を認める．
　b：QSRL 治療後 7 か月．ADM だけでなく肝斑も改善している．
（文献 1：葛西健一郎著：症例 7．シミの治療第 2 版．文光堂，2015．より許可を得て転載）

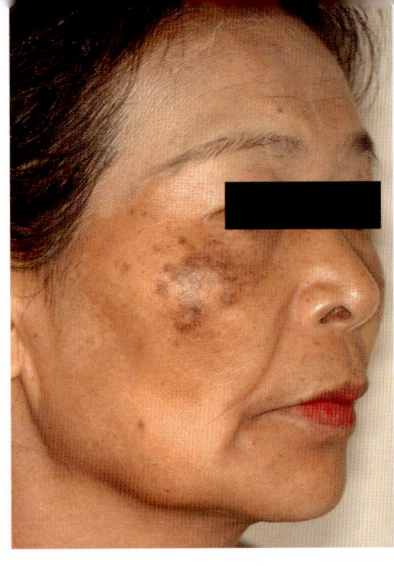

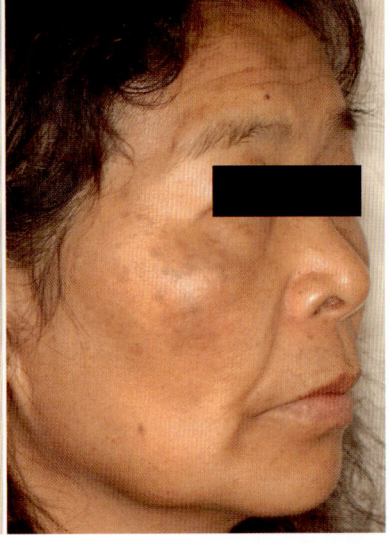

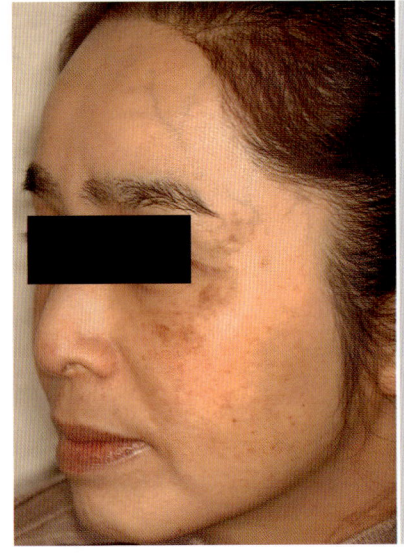

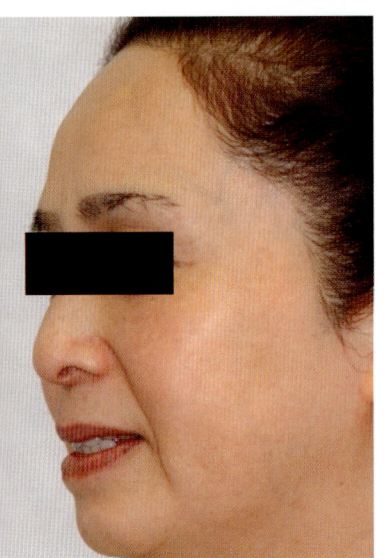

図 5.
症例 5
　a：治療前．老人斑と肝斑を認める．
　b：治療開始 8 年後．肝斑の再発はない．

なったが，若々しい肌を維持している（図 3-b）．ここまでに，患者は定期的に通院し，老人斑に対するレーザー治療を数回行った．通院の度に肌をこすらない患者教育（保存療法）は行っている．トラネキサム酸の内服（500 mg/日）を 20 か月ほど行ったが，残りの大部分の期間は内服していない．患者は時折通院し，化粧品を買い求めたり小さな老人斑を取ったりしている．16 年の経過で新しい老人斑が増えることはあるが肝斑は再発していない．

症例 4：56 歳，女性

右頬部に ADM（後天性真皮メラノサイトーシス）を認める．その外側にもみあげを回り込むように頚部にかけて肝斑を認める（図 4-a）．患者は肝斑に対する治療は希望せず，ADM に対する治療のみを希望したため，ADM 部分に対してのみ QSRL（Q スイッチルビーレーザー）照射を施行した．その後しばらく患者は来院しなかったが，QSRL 照射後 7 か月目に来院した（図 4-b）．ADM が薄くなっているのは当然だが，肝斑も薄くなっているのが観察される．肝斑に対する治療は何も行わなかったが，ADM が薄くなることによって厚化粧をする必要なくなって，顔をこする程度が軽くなることによって肝斑が改善したと想像される．

症例 5：46 歳，女性

散在性の老人斑とともに頬部・上口唇に肝斑を認める（図 5-a）．肝斑に対する保存療法を開始した．治療開始 8 年後，肝斑の再発もなく，良好な肌の状態を保っている（図 5-b）．患者は定期的に

通院し 15 か月程度トラネキサム酸(500 mg/日)内服を行ったがその後は中止している．目立つ老人斑は QSRL で除去した．2〜4 か月間隔で計 24 回レーザー脱毛を施行し，現在ではほとんど毛は生えなくなった．肌をこすらないように気をつけているので，肌のキメも維持されている．

まとめ

　肝斑に対する治療の混乱の原因はいくつかあるが，ひとつは疾患としての肝斑の本質が正しく理解されていないことが挙げられる．肝斑は慢性炎症性色素沈着症であることが確実なので，できるだけ刺激を与えずに炎症を消退させる方向が正しいことを忘れてはならない．機能的疾患である肝斑に対してあらゆる破壊的レーザーは禁忌である．

　ところが，同じシミであっても，器質的疾患である老人斑や ADM に対しては，Q スイッチルビーレーザーなどの積極的な攻めの治療が著効を示す．したがって，最も重要なことは，肝斑と，老人斑・ADM との正確な鑑別診断であると言える．ところが，現在の美容皮膚科の現状をみると，保存的に治療すべき機能的疾患である肝斑に対して病変を刺激する作用のレーザートーニングが流行し，強力に破壊的に治療すべき器質的疾患の老人斑に対してマイルドな光治療が流行している．このことは，これらのシミの鑑別診断ができる医師が少ないことを如実に表わしているのかもしれない．

　肝斑に対する保存的治療の重要性について述べた．筆者は肌をこすらないように指導することを中心に，サンスクリーン外用・トラネキサム酸内服・レーザー脱毛の併用を推奨するが必須ではない．レーザートーニングは効果が一過性で重大な副作用の可能性があるので併用すべきでない．

参考文献

1) 葛西健一郎著：肝斑．シミの治療 第 2 版．121-172, 文光堂, 2015.
   Summary シミ治療の定本，9 年ぶりに改訂第 2 版として出版された．
2) Wu, S., Shi, H., Wu, H., et al.：Treatment of melasma with oral administration of tranexamic acid. Aesthet Plast Surg. 36(4)：964-970, 2012.
   Summary これまで臨床家の間では有効と言われていたが論文がなかったトラネキサム酸内服の有効性についての初めての英文論文．
3) Cho, S. B., Kim, J. S., Kim, M. J.：Melasma treatment in Korean women using a 1064-nm Q-switched Nd：YAG laser with low pulse energy. Clin Exp Dermatol. 34：e847-850, 2009.
4) 山下理絵：肝斑の治療方法；私はこうしている．Aesthet Dermatol. 20：357-367, 2010.
5) Wattanakrai, P., Mornchan, R., Eimpunth, S.：Low-fluence Q-switched neodymium-doped yttrium aluminum garnet (1,064 nm) laser for the treatment of facial melasma in Asians. Dermatol Surg. 36：76-87, 2010.
   Summary よいという症例報告論文は多数あるが，きちんと長期フォロー分析のされたほぼ唯一のレーザートーニングの論文．治療終了後数か月で全例再発したとのこと．
6) Chan, N. P., Ho, S. G., Shek, S. Y., et al.：A case series of facial depigmentation associated with low fluence Q-switched 1,064 nm Nd：YAG laser for skin rejuvenation and melasma. Lasers Surg Med. 42：712-719, 2010.
   Summary レーザートーニングの副作用症例の集積研究．効果が一過性で重篤な副作用のあるトーニングは肝斑治療の second-line 治療にしかならないとの結論．
7) 葛西健一郎：【肝斑に対する治療戦略】肝斑に対する低出力 Q スイッチ Nd：YAG レーザー治療(レーザートーニング)の危険性．形成外科．57：1117-1124, 2014.
   Summary 本邦では初のレーザートーニングの副作用報告．
8) 葛西健一郎：いわゆる肝斑に対する低出力 Q スイッチ Nd：YAG レーザー治療(レーザートーニング)の危険性．日レ会誌．in press.
   Summary レーザートーニングの副作用症例 47 例の集積研究．
9) 渡辺晋一：肝斑．皮膚レーザー治療プロフェッショナル．渡辺晋一，岩崎泰政，葛西健一郎編著．154-162, 南江堂, 2013.
   Summary 肝斑の病因や各種治療について総合的にまとめられている．
10) 葛西健一郎：レーザートーニングの真実．http://www.anti-lasertoning.com/
11) 葛西健一郎：肝斑にレーザーは禁物？ 達人が伝授する日常皮膚診療の極意と裏ワザ．全日本病院出版会．in press.

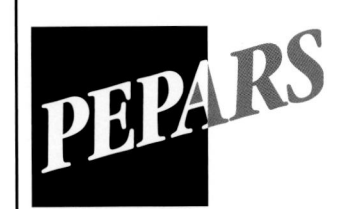

◆特集／シミ・肝斑治療マニュアル
肝斑治療
難治性肝斑の治療戦略

榎堀みき子*

Key Words：肝斑（melasma），老人性色素斑（senile lentigo），炎症後色素沈着症（post-inflammatory hyperpigmentation），レーザー治療（laser treatment），トラネキサム酸ナノパウダー（tranexamic acid nano particle powder）

Abstract　「難治性肝斑」の定義は施術者によって異なると思うが，肌が過敏に反応してメラニン色素をどんどん産生してしまう肝斑の病態そのものが手ごわい．標準的保存治療においては患者のアドヒアランスが重要であるが，それが十分に遵守されていても改善しきれないシミが多くあり，それを一般的には「難治性」と呼んでいるようだ．後天性真皮メラノサイトーシスは明確に鑑別されなければならないが，それとは別の肌の老化に伴ったメラニン色素の沈積が，病態的にも組織学的にも肝斑と重なっていると思われる．その部分ならレーザー治療で取り除くことが可能である．
　筆者の施設では標準的保存治療では取り除くことができない色調に対して，ロングパルスレーザー（色素レーザーやKTPレーザー）と，QスイッチNd:YAGレーザーなどを組み合わせた治療を積極的に行い，肝斑を悪化させることなく，少しずつながらも確実に皮内に沈積しているメラニン色素を取り除いて，美白効果を上げている．
　またトラネキサム酸が内服できない患者には，トラネキサム酸ナノパウダーを作成して補いながら，レーザー治療を慎重に行い，色素の減量を図っている．

はじめに

　肝斑の治療は難しいと思う．肌が何らかの刺激を受けるとすぐに色調が濃くなってしまうし，年齢や生活環境によっても治り易さが変化する．例えば，夏に出てきた肝斑が冬に消えるという現象もあるが，それは若いうちだけである．また，トラネキサム酸の内服を含めた保存的治療で消えていたものが，内服を中止すると再発したり，年齢を重ねていくと内服しても治りきらなくなったりする．簡単に治せないシミが加わってくるのである．長期的なケアが必要な疾患であり，患者のアドヒアランスは重要であるが，時には油断したり，諦めたりしてしまう．さらに，妊娠や授乳期あるいは更年期以降の生活習慣病が増える世代には，トラネキサム酸の内服を勧められない身体状況もあり，消えないシミを甘受しなくてはならない．
　肝斑は完治できない肌状態であり手こずることも多いが，主治医としては諦めずに，患者さんの肌を長期的にできるだけ楽にきれいに維持してあげたいと思う．

そのシミは肝斑だけですか？
重なっている色素性病変

　症例1（図1-a）は初診時48歳の女性．まず肝斑の保存的治療を行った．スキンケアの指導（遮光，刺激を防ぐ，保湿など）と，トラネキサム酸の内服（1日1,500 mg），および自宅でのビタミンCイ

---

*Mikiko ENOKIBORI，〒520-0051　大津市梅林1丁目8-5　みずき皮フ科クリニック，院長

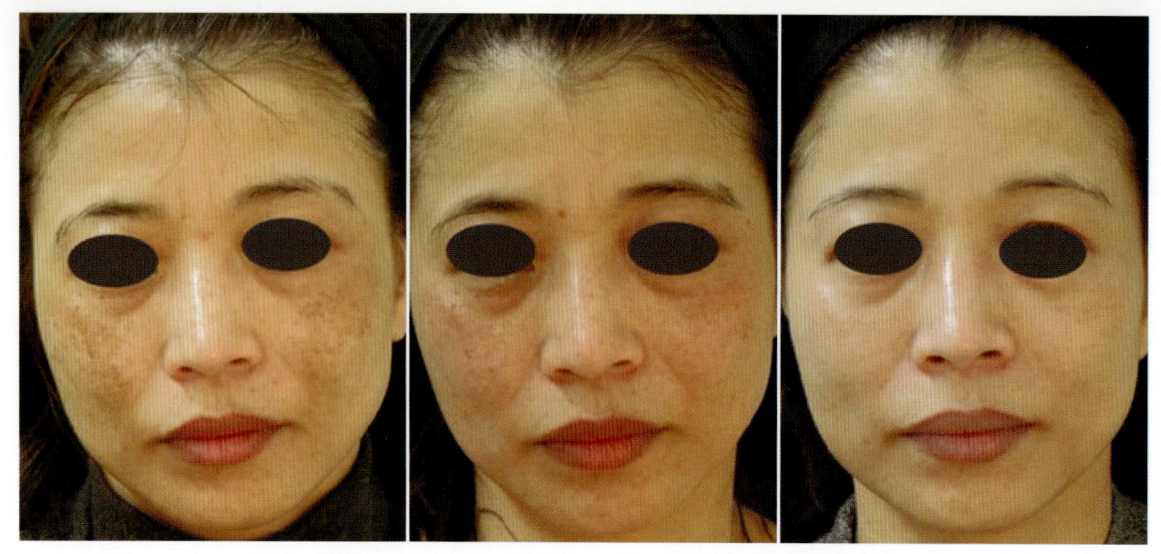

図 1. 症例 1：そのシミは肝斑ですか？　重なっている色素性病変
a：初診時．48 歳，女性，保存的治療開始
b：3 か月後．シミは薄くなった．
c：1 年 5 か月後．レーザー治療(Mizuki Protocol)10 回施術，シミはさらに薄くなって肌全体がきれいになった．

オン導入を開始した．3 か月後(図 1-b)にシミは薄くなったが，まだ残っている．この時点では，① 過剰なメラニン産生が抑えきれていない，② 増えていたメラニン色素を排出しきれていない，③ 肝斑ではない他の色素性病変が混在している，と考える．そこで，さらにきれいになってもらうために，保存的治療を徹底し(スキンケアの見直し，場合によっては皮膚炎の治療薬，筆者の場合はタクロリムス軟膏などを用いることもある，トラネキサム酸を忘れず内服しているかも聞く)，観察期間を延長することも必要であろう．患者さんが疾患や治療について正確に理解し，積極的に参加する必要がある．③ に関しては，老人性色素斑や後天性真皮メラノサイトーシス(以下，ADM)を明確に鑑別しなければならないし，それらが存在していれば Q スイッチルビーレーザー(以下，QSRL)などによる治療が必要となるだろう．

筆者はこれらのことを十分に踏まえた上でさらに，ある年齢以上の患者の肝斑全体には老人性の色素の沈積(＝斑状局面を成してはいないが，広義の老人性色素斑と言えるかもしれない)が併存していると考えている．肝斑は表皮基底層でメラニン色素が多く産生される病態と言われているが，簡単に刺激を受けて肌色が濃くなるのである．炎症性の色素沈着が生じやすく，それらは肌のターンオーバーが遅いと長期的に存在し，表皮の肥厚も相まってメラニン色素は沈積する(老人性色素沈着～初期の老人性色素斑)．顔の中に肝斑と老人性色素斑が混在しているという認識は持たれるようになってきたが，すべての範囲で病変が重なっているという考え方はあまりされていない．30 歳以降のほとんどの肝斑には炎症後色素沈着症(真皮病変も含む)や老人性色素沈着が重なっていると筆者は考えている(図 2，症例 2)．ADM であっても肝斑や老人性色素沈着と立体的に重なっているところが多いと思われる．

そのシミは肝斑だけですか？
重なっている色素性病変には
レーザー治療が有効である

いわゆる難治性肝斑＝他の色素性疾患(多くの場合は老人性色素沈着あるいは初期の老人性色素斑)の重なりと考えれば，治療は可能である．老化

Q-スイッチ 532 レーザー　　　　　　　　　　　**Q-スイッチ ルビーレーザー**

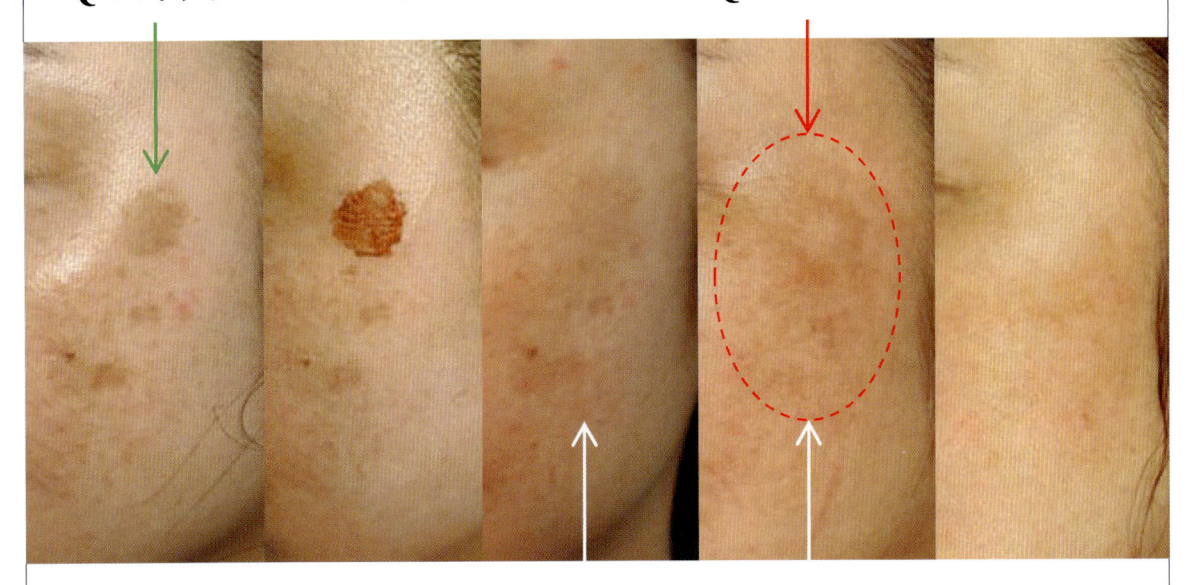

Q-スイッチNd:YAGレーザー

a|b|c|d|e　　　図 2. 症例 2：目からウロコの経験―肝斑が QSRL で消えた？

　　a：初診時．38 歳．友人女性．ゴルフで日焼けをする．トラネキサム酸はしっかり内服できない．
　　b：Q-532 照射 1 週間後の痂皮形成．その後 6 日目に痂皮は取れ，一旦肌色になったが，20 日後には色素沈着をきたした．
　　c：半年後．色素沈着は改善しなかった．そこで QSYL を 1～3 か月間隔で合計 10 回照射し，色素沈着は消褪していった．
　　d：4 年後．さらに日焼けをして肝斑は濃くなったが，Q-532 を照射した部位には肝斑は出なかった．<u>老人性色素斑の治療をした箇所だけ肝斑が出ないのはなぜかわから</u>なかったが，周辺の濃い部分すべてを 5 分割し，時期をずらして QSRL を照射してみた．
　　e：11 年後．色素沈着は 2 年以上遷延したのち，肝斑は薄くコントロールされている．<u>肝斑だと思っていたところは，全て QSRL で取れる老人性色素斑であったと考えられる．</u>

し表皮肥厚を伴った色素沈着にはレーザー治療が有効である．真皮病変にも唯一レーザー治療が有効である．ただし肝斑という肌質が易刺激性であるため，レーザーで表皮基底層に強い熱反応を起こせば，更なる色素沈着が生じてしまう．そのため筆者は，QSRL ではなく，マイルドなレーザー治療法を選択している．これは表皮基底層にあるメラノサイトを刺激するような炎症反応（→色素沈着）をできるだけ起こさずに，肌のターンオーバーを促進し，皮内のメラニン色素を排除する方法である．このレーザー治療法なら初診時から保存療法と同時に開始することも可能であり，早期から美白効果をもたらすことができる．

症例 1 には 10 回のレーザー治療を行い，残っていたシミはほとんど取れて明るい肌になった（図 1-c）．

KTP や色素レーザーと
Q スイッチ Nd：YAG レーザー

治療のターゲットは，主として表皮内に増加し

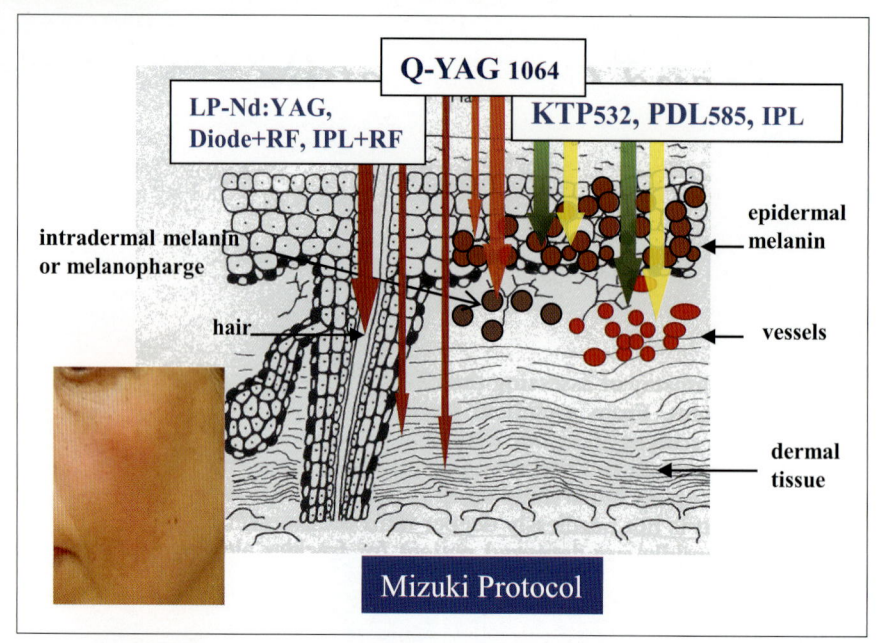

図 3. 肝斑とそれと重なる色素性病変に対するレーザー治療，ターゲットとなる皮膚内色素

たメラニン色素で，その他に真皮内メラニン色素や毛細血管内ヘモグロビンである(図3)．肝斑に伴う慢性炎症像として，真皮内のメラノサイトやメラノファージ，さらには血管拡張もみられることがある[1]．血管内皮やその周囲から放出される炎症性サイトカインが肝斑悪化の一つの因子であるとも言われており[2]，実際に血管性病変の治療を加えると肝斑はコントロールしやすくなることも多く経験している．

筆者の施設で用いているレーザーは，① long-pulsed potassium-titanyl-phosphate laser (532 nm，以下，KTP) や flushlamp-pulsed tunable dye laser (585 nm，色素レーザー，以下，PDL) といったパルス幅がミリ秒単位のレーザーと，② パルス幅がナノ秒の Q スイッチ Nd:YAG レーザー (以下，QSYL) である．最近ではピコ秒のレーザーも使用している．また ③ 肌の代謝を促進する目的で脱毛用レーザーやラジオ波なども併用している．

KTP や PDL は血管性病変を治療する代表機器であるが，共に波長が 500 nm 台であり，ヘモグロビンだけでなくメラニン色素にも光選択性が高く吸収される．そのため，肝斑を含む色素性病変部の表皮内メラニン色素の排出と毛細血管拡張症の治療が同時にできる[3)4]．皮膚表面を冷却しながら，パルス幅を長めにしてピークパワーを抑えることで，過熱領域が表皮基底層まで及び過ぎないように加減し，ゆっくり照射を重ねて反応をみる．色素病変部には照射直後の白変は起こらず，薄く灰褐色に変化する程度が至適反応である．後に薄く痂皮形成し(マイクロクラスト)，5～10 日後に脱落する．シミが薄くなって肌色近くになる程度が良く，ピンク～赤色になるのは過剰な反応である．色素沈着のリスクは QSRL や Q スイッチ Nd:YAG 532 nm レーザー (以下，Q-532) に比べると格段に少ない[5]．斑状局面を呈して厚みのある老人性色素斑にはこれらのロングパルスレーザーを強く照射して一度に取り除くことも可能であるが，やはりそれでは炎症後色素沈着症が生じるので，無理に一度に取ろうとはしない．重要なことは"強くあてすぎないよう加減する"ことである．血管性病変への反応は一過性には薄紫色になるが即時に消えて紫斑形成しない程度がよい(図4)．

次に，QSYL は低フルエンスであっても表皮内と真皮内のメラニン色素の一部を破壊することが

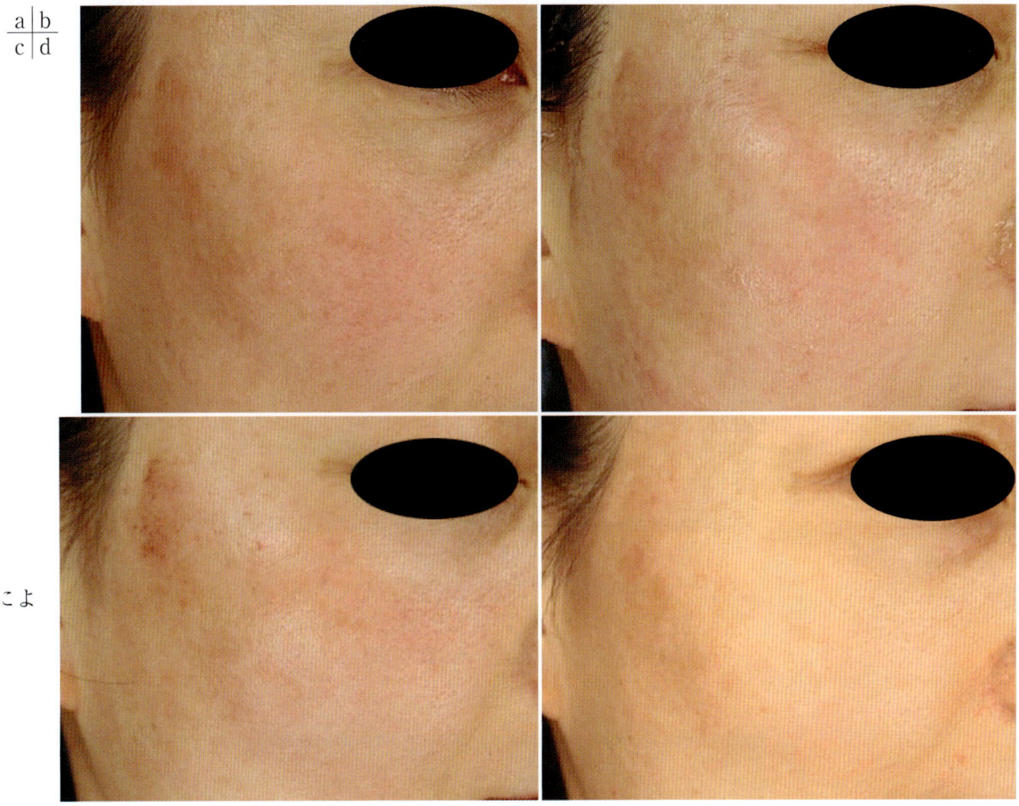

図 4.
PDL と QSYL による治療経過
　a：治療前
　b：治療直後
　c：3 日後
　d：6 週間後

できる．近年ではレーザートーニングという名称で使われており，本特集の主題としてすでに述べられている．筆者は 2001 年より行っているが，KTP や PDL と組み合わせることで，より早く減調効果を得ている．2015 年 10 月からは QSYL に変えてピコ秒レーザーも用いている．高いピークパワーによる破壊力と，周囲への熱影響が少ないところに期待している[6]．

さらに筆者の施設では，脱毛用レーザーや他の赤外線領域の波長，あるいはラジオ波も加えて用い，肝斑だけでなく全てのシミや赤み，肌理やしわを改善するトータルリジュビネーションを Mizuki Protocol として行うことが多い．患者の生活状況や肌色の変化を見ながら，1〜2 か月に 1 回くらいの頻度で行っている．

2001 年 4 月から 14 年間の間に 7,500 名以上の患者に対して，前述のプロトコルでリジュビネーション治療を行い，肝斑が悪化あるいは色素沈着が強く出現した例はおよそ 0.8％であった．KTP や PDL での反応が強すぎたことに起因している

が，いずれも 1 年くらいを要して改善した．色素脱失は 0.1％に認められ，色素増強時に QSYL を照射した個所に生じている．これはターゲット型紫外線治療器により改善している．

肝斑を伴った患者の，他病変に対するレーザー治療

顔面の他の色素異常症，例えば太田母斑や ADM，扁平母斑，老人性色素斑などに対するレーザー治療を行う際，肝斑患者においては QSRL や Q スイッチアレキサンドライトレーザーを用いると，照射部位の色素沈着が起こりやすく，また遷延するリスクが高いため，治療効果が悪くなり色素脱失などの合併症も起こり得る．KTP や PDL などのロングパルスレーザーと低フルエンスの QSYL の組み合わせは，アザやシミの治療も可能である（図 5，6）．治療回数は多くかかるが，炎症後色素沈着症を生じにくいので，QOL を損なわずトータルの治療期間も実際には QSRL とほとんど変わらないことが多い．肌の色が濃い，

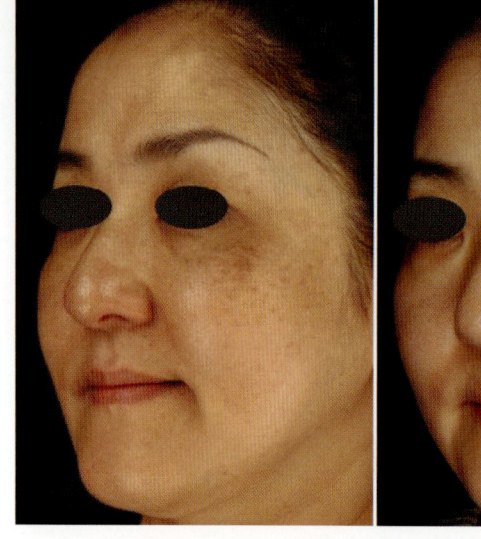

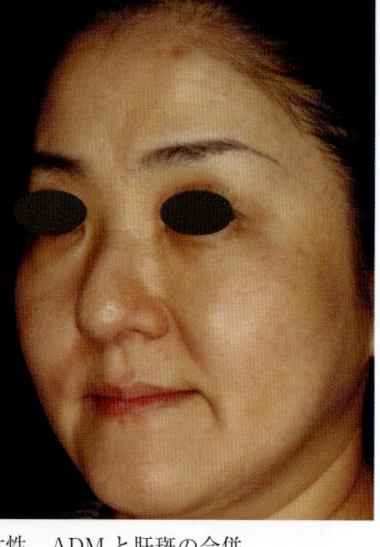

図 5. 症例 3：53 歳，女性．ADM と肝斑の合併
　a：初診時．トラネキサム酸内服開始(1 日 1,500 mg)
　b：3 年後．レーザー治療(Mizuki Protocol)12 回，トラネキサム酸内服継続中(1 日 500 mg)．色素沈着をきたすことなく ADM は消褪している．

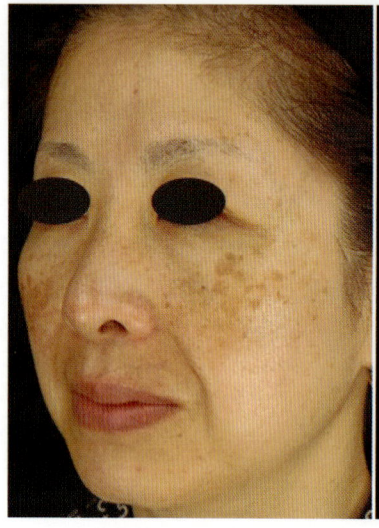

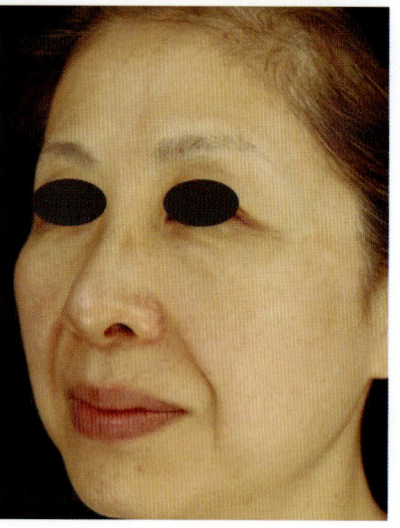

図 6. 症例 4：49 歳，女性．老人性色素斑と肝斑の合併
　a：初診時．トラネキサム酸内服開始(1 日 1,500 mg)
　b：2 年半後．レーザー治療(Mizuki Protocol)20 回，トラネキサム酸内服継続中(1 日 500 mg)

あるいは肝斑がコントロールできていない症例には適している．

また，レーザー治療により肝斑が悪化(＝医原性の色素沈着症)した場合にも，我々のプロトコルで改善することができる(図 7)．

トラネキサム酸の内服はいつまで続けるのか？

症例 1 のその後の経過(図 8)，初診から 1 年 5 か月後，きれいになったのでトラネキサム酸内服を中止してみたところ，2 か月後には肝斑が薄く再発していることがわかるようになってきた．そこでトラネキサム酸内服を再開し，1 日 500 mg

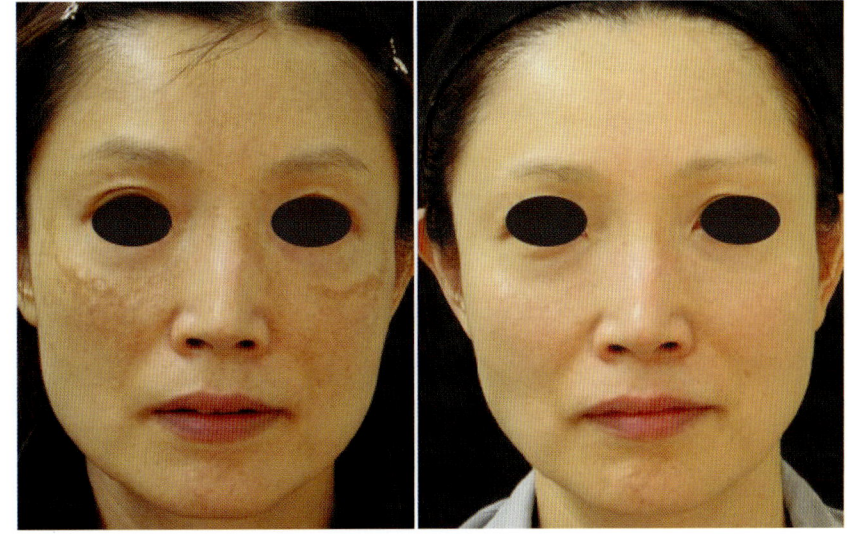

図 7. 症例 5：45 歳，女性．炎症後色素沈着症の治療例
a：初診時．5 年前に他施設で ADM に対するレーザー治療を受けたが，その後に肝斑の悪化と色素沈着や色素脱失をきたした．2 年前からトラネキサム酸を 1 日 1,500 mg 内服しているが，改善しなかった．
b：1 年 2 か月後．レーザー治療(Mizuki Protocol)8 回施術

図 8. 症例 1：トラネキサム酸の内服を中止すると．
a：1 年 5 か月後．レーザー治療の追加でシミは薄くなったので，トラネキサム酸の内服を中止した．
b：内服中止 2 か月後．シミ(肝斑)が再発した．
c：内服再開 1 か月後．シミ(肝斑)はすぐに薄くなった．

(朝 1 回)と少ない量であったが 1 か月後には肝斑は消褪した．この部分がトラネキサム酸内服でコントロールできる本来(真)の肝斑部分であることが推測される．一方初診時にみられた濃い色素斑は，多くの部分がレーザー治療で取れる色素沈着(〜老人性色素斑)を含んでいたと言える．

肝斑以外の色素斑を治療しておけば，肝斑そのものの色調はそれほど濃くない場合が多い．定期的にプロトコルでケアを続けていれば(維持療法は 2〜3 か月に 1 回程度と推奨している)色素斑の再発は少ない．トラネキサム酸の内服量を減らしたり，あるいは冬季には中止したりすることも可

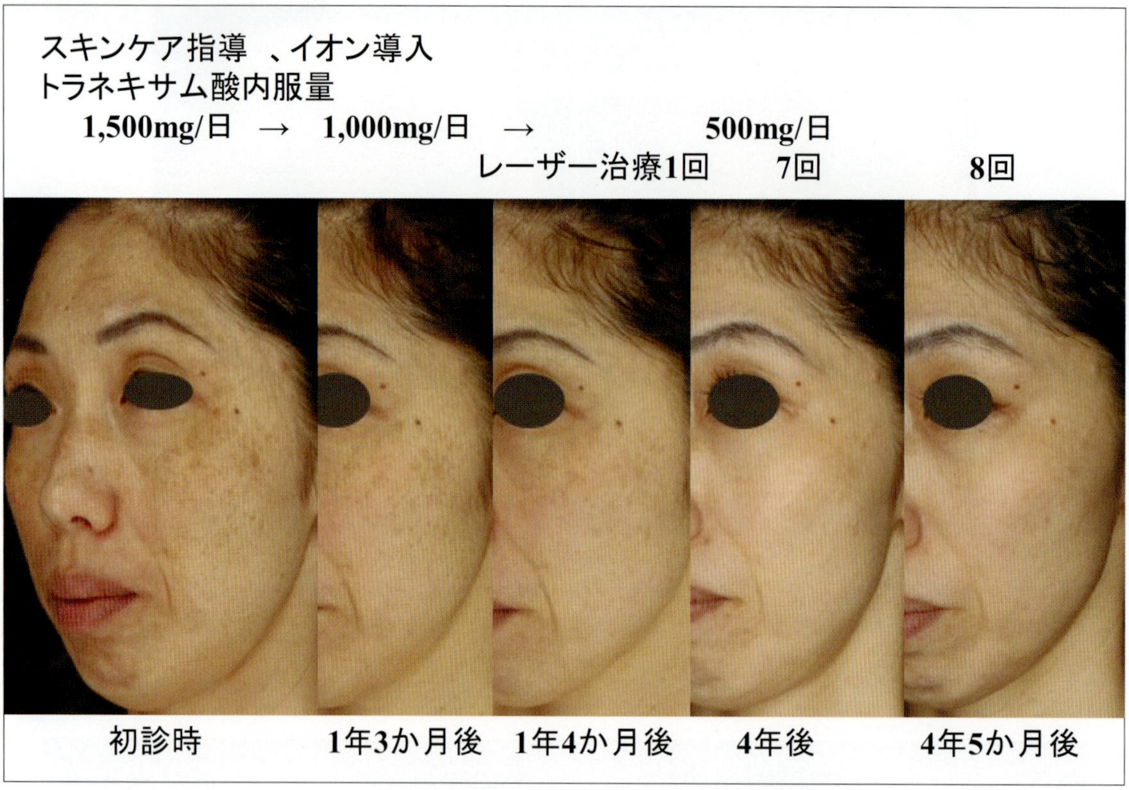

図 9. 症例 6：41 歳，女性
レーザー治療(Mizuki Protocol)によりトラネキサム酸内服量が減量できている．

能になる(図 9)．患者さんにとっても内服量を自らが選択できることで自由度が高くなる．

トラネキサム酸が内服できない場合には

トラネキサム酸が内服できないと，メラニン色素の産生＜排出の安全域が狭くなり肝斑のコントロールは極端に悪くなる．それでも慎重にマイルドなレーザー治療を続ければ，肝斑と重なっているメラニン色素の沈着を取り除き，肝斑そのものも薄く保つことは可能である(図 10)．

その他にも，薬剤皮膚浸透性を促進させるナノテクノロジーを応用してトラネキサム酸を皮内に浸透させる外用療法を試みている．

トラネキサム酸封入 PLGA ナノ粒子

2014 年 10 月よりホソカワミクロン株式会社の協力を得て，PLGA ナノ粒子にトラネキサム酸を封入したパウダー(以下，TA ナノパウダー)を製作し，トラネキサム酸が内服できない患者 46 名と，内服を中止したい患者 44 名に試用している．

PLGA ナノ粒子とは，乳酸・グリコール酸共重合体(PLGA：Poly-Lactide-co-Glycolide)を基材とするポリマーナノ粒子(平均 160～200 nm)である．PLGA ナノ粒子は皮膚内へ浸透し，皮膚内の水分で加水分解され，内包された有効成分を皮内に徐放化させる．また加水分解の際に乳酸とグリコール酸がごく微量生成されて，保湿効果とピーリング効果も付加される．肌あれ改善効果や，ターンオーバーの乱れや遅れを適度に改善する穏やかな作用がある[7)8)]．

TA ナノパウダーはトラネキサム酸が皮内に浸透して表皮細胞に抗プラスミン効果が発揮される[9)]ことを期待して作成した．トラネキサム酸配合量は 2％とし，朝晩のスキンケアにおいて保湿クリームの前か後に，肌を擦らずにそっとパフで押さえて付けるように指導した．

10～3 月までの冬季間と 4～9 月までの夏季間に分けて経過観察した．トラネキサム酸を内服できないグループでは，TA ナノパウダーの使用により 73.9％に冬季に肌色が明るくなる効果がみ

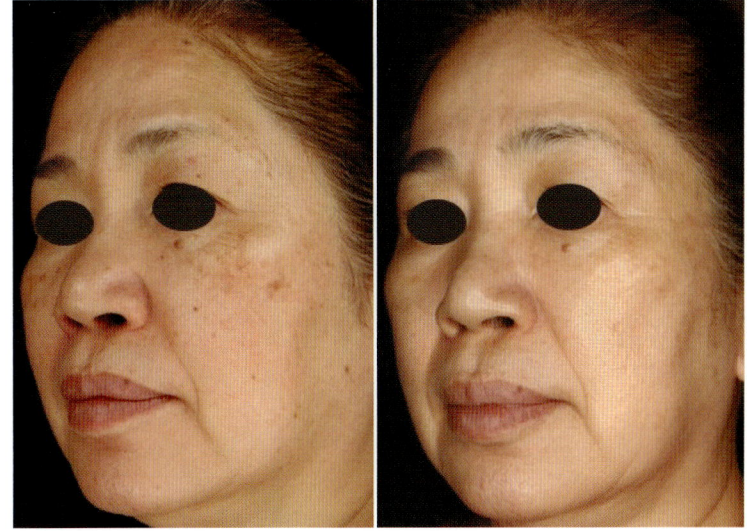

図 10. 症例 7：60 歳，女性．ADM，老人性色素斑と肝斑の合併
a：初診時．高血圧症と高コレステロール血症がある．トラネキサム酸は内服しない方針で，自宅でのイオン導入とおよそ 2 か月毎のレーザー治療を開始
b：1 年 7 か月後．ADM は消褪し，肝斑や老人性色素斑は薄くなった．

られたが，そのうちの 41.2％は夏季になると肝斑のくすみが戻った．トラネキサム酸の内服を中止したいグループでは，TA ナノパウダーの使用により 90.9％が冬季は中止可能であったが，ほとんどが夏季には肝斑が再発して内服治療を再開した．TA ナノパウダーには内服治療ほどの効果は認められなかったが，内服できない場合や，冬季だけでも休薬する際の助けになると思われる（図 11）．

おわりに

肝斑では様々な原因により表皮内にメラニン色素が多く産生されるが，長期化すると老化や紫外線などの影響によりメラニン色素は排出されずに沈着していく．肝斑の保存的治療では取りきれないシミは，ほとんど場合が肝斑に炎症後色素沈着症や老人性（日光性）色素沈着が重なっているものと考えられる．この重なり部分を取り除くことは，肌色のコントロールを楽にし，またトラネキサム酸の内服量を軽減することも可能にする．

レーザー治療を行う際には，特に表皮基底層のメラノサイトを刺激することなく（＜），皮膚のターンオーバーを促進させ，かつ皮内のメラニン色素を減少させるよう慎重に行う必要がある．

KTP や PDL と QSYL などを併用する筆者のプロトコルは，加減して色素を減らす治療法として有用であると思うが，施術においては慣れが必要でもあるので，もっと誰にとっても簡便で安全な方法が開発されることが望まれる．

TA ナノパウダーは，外用療法の中では薬剤皮膚浸透性が高く，効果が期待されるところである．内服に比べて安全で利便性がよいが，効果はまだ不十分である．より効果を発揮させるためにも，肝斑の病態に関連するトラネキサム酸の薬物動態や薬力学がさらに研究され，よりよい方法や至適投与量が提案されることを期待している．

肝斑は完治することは難しく，しかも長く付き合わなければならない肌状態である．主治医も患者も諦めずに，長期的に無理なく綺麗な肌が維持できるよう今後も工夫を続けたいと思う．

参考文献

1) Kang, W. H., et al.：Dermatopathology, Melasma：histopathological characteristics in 56 Korean patients. Br J Dermatol. 146：228-237, 2002.
2) Kim, E. H., et al.：The vascular characteristics of melasma. J Dermatol Sci. 46：111-116, 2007.

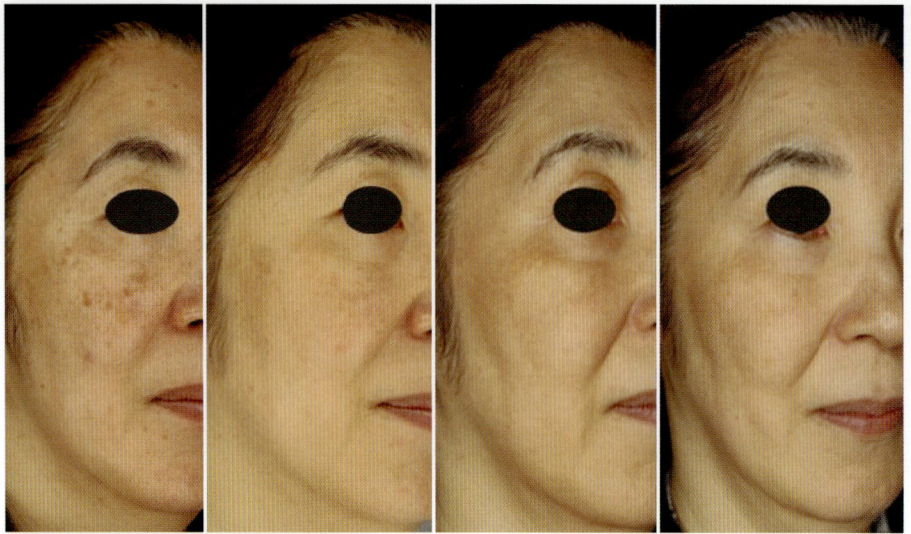

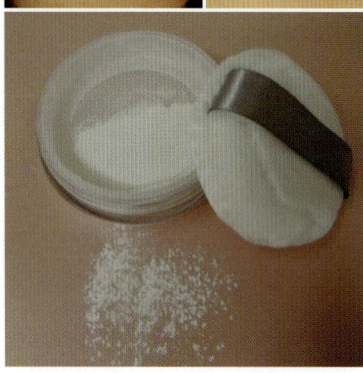

図 11.
症例 8：52 歳，女性．TA ナノパウダー使用例，老人性色素斑と肝斑の合併
　a：初診時．トラネキサム酸内服開始(1 日 1,000 mg)
　b：1 年 2 か月後．レーザー治療(Mizuki Protocol)6 回．胃の不快感がありトラネキサム酸内服中止
　c：3 年半後．レーザー治療(Mizuki Protocol)12 回．老人性色素斑は薄くなったが肝斑が濃くなっている．TA ナノパウダー使用開始
　d：4 年後．肝斑は薄くコントロールされている．
　e：TA ナノパウダー

3) Goldberg, D. J.：Laser removal of pigmented and vascular lesions. J Cosmet Dermatol. **5**：204-209, 2006.
4) Butler, E. G., et al.：Split treatment of photodamaged skin with KTP 532 nm laser with 10 mm handpiece versus IPL：A cheek-to-cheek comparison. Lasers Surg Med. **38**：124-128, 2006.
5) Chan, H. H.：An in vivo trial comparing the use of different types of 532 nm Nd：YAG lasers in the treatment of facial lentigines in oriental patients. Dermatol Surg. **26**：743-749, 2000.
6) Chan, H. H.：The application of picoseconds laser in the treatment of tattoo, benign pigmentary conditions and skin rejuvenation. Visual Dermatology. **14**：653-655, 2015.
7) 辻本広行ほか：古くて新規な乳酸・グリコール酸共重合体(PLGA)基材の化粧品への応用　第 1 回　化粧品原料としての PLGA ナノ粒子の特徴．Cosme Tech Japan. **1-1**：77-84，2011.
8) 辻本広行ほか：古くて新規な乳酸・グリコール酸共重合体(PLGA)基材の化粧品への応用　第 2 回　スキンケア技術への応用．Cosme Tech Japan. **1-2**：45-49，2011.
9) 前田憲寿ほか：【シミとシワ―そのスキンケアの実際】トラネキサム酸．MB Derma. **98**：35-42, 2005.

第59回日本形成外科学会総会
第3回先輩形成外科医と語る会開催のご案内

女性医師支援ワーキンググループ委員長　吉村陽子

日　時：2016年4月14日(木)　15時00分～16時00分
場　所：福岡国際会議場　学会場内会議室(詳細は決まり次第)
定　員：20名程度(男女不問)

女性医師支援ワーキンググループは，キャリアを重ねていく上でワークライフバランスに悩む方へのサポートを行っていきたいと考えており，第58回日本形成外科学会総会から，男女を問わず，若手形成外科医がキャリアの継続のために相談できる会を開催しております．職場の上司部下の関係とはまた違う先輩や同じ悩みを持つ医師達と話すうちに問題解決の糸口があるかもしれません．

＜プログラム＞
第1部　15時00分～15時10分
　講演：キャリア形成，キャリア継続の知恵と工夫　若手形成外科医集まれ！
　　　　藤田保健衛生大学形成外科教授　　吉村陽子

第2部　15時10分～16時00分
　小グループに分かれての相談会(1グループにつき1～2名のスタッフがつく予定です．)

参加申し込み方法：
参加ご希望の方は，メールにて下記アドレスまでお知らせ下さい．
　　　　prsworklifebalance@gmail.com
件名を，相談会申込とした上で，本文に住所，氏名，主な相談内容を差し支えない範囲で記載の上，送信下さい．
4月1日までに，参加確定の可否をメールで順次ご連絡いたします．その際，参加が確定された方には事前アンケートをメールでお送りしますのでご返信下さい．
頂いた個人情報は会主催，WGによる統計資料目的以外に使用しません．

参加申し込み期限：2016年3月18日(金)正午

※今回の参加希望のみならず，今後WGに取り組んでほしい課題，要望などございましたらお寄せください．

ピン・ボード

第42回日本医学脱毛学会学術集会

日　時：平成28年2月21日(日)　13時〜17時
場　所：東京都千代田区神田須田町1-25
　　　　JR神田万世橋ビル3F(JR秋葉原駅　電気街口徒歩4分)
　　　　ステーションコンファレンス万世橋
　　　　TEL：03-6859-8200

内容(予定)：
　　　シンポジウム「脱毛困難な症例とその対策」

※前日の2月20日(土)に針脱毛研修会を川口クリニックにて行いますので，希望される方は事務局までご連絡ください．

医学脱毛学会のホームページ：www.gaku-datumou-gakkai.com

学会事務局：
亀井康二(カメイクリニック2)
　〒933-0874　富山県高岡市京田441-1
　TEL：0766-29-2555　FAX：0766-29-2556
　E-mail：k-clinic@p1.coralnet.or.jp

第 4 回日本眼形成再建外科学会学術集会

会　期：平成 28 年 8 月 26 日（金）～27 日（土）
会　長：三戸秀哲（井出眼科病院）
名誉会長：中村泰久（愛知医科大学）

※第 9 回アジア太平洋眼形成再建外科学会学術集会と合同開催となります．
　会　長：柿﨑裕彦（愛知医科大学病院眼形成・眼窩・涙道外科）
※日英，英日の同時通訳が入ります．

会　場：大阪国際交流センター
　　　　〒543-0001　大阪市天王寺区上本町 8-2-6
　　　　TEL：06-6773-8182

演題募集：一般演題を募集致します．※英語でのポスター展示のみ
　　　　演者名，演題名，所属，連絡先，英 250 単語以内の抄録を添付の上，E-mail で御応募下さい．尚，筆頭演者は本学会員である必要があります．詳細はホームページを御覧下さい．
　　　　（https://www.jsoprs.jp/）
　　　　申込み先 E-mail：office@jsoprs.jp（締切日：平成 28 年 6 月 30 日）

会費：会　員：（事前）15,000 円，（当日）18,000 円
　　　非会員：（事前）20,000 円，（当日）23,000 円
　　　懇親会費：6,000 円
　　　事前参加登録の締め切り日：平成 28 年 7 月 31 日
　　　尚，事前参加登録はオンラインでのクレジットカード決済のみとなります．

Memorial Lecture：
　Yasuhisa Nakamura（Japan）　"My Life, My Oculoplasty"

Keynote Lecture：
　Raman Malhotra（UK）　"Facial Nerve Palsy"
　Peerooz Saeed（Netherland）　"Orbital Tumour Overview"
　Anthony Tyers（UK）　"Eyelid Tumour Overview"
　Yutaka Ogawa（Japan）　"Socket Reconstruction"
　Reiko Arita（Japan）　"Meibomian Gland"
　Robert Goldberg（US）　"Thyroid Eye Disease Overview"
　Don Kikkawa（US）　"Ptosis & Entropion"
　JongHak Lim（Korea）　"Asian Aesthetic Surgery"
　Koh Inoue（Japan）　"Dacryoendoscopy"
　Dinesh Selva（Australia）　"DCR"

事務局：日本眼形成再建外科学会（株式会社ドリームクリニック内）
　　　　〒543-0027　大阪市天王寺区筆ヶ崎町 5-52-206
　　　　TEL：06-6779-6678　FAX：06-6779-6688
　　　　E-mail：office@jsoprs.jp

FAXによる注文・住所変更届け

改定：2015年1月

　毎度ご購読いただきましてありがとうございます．
　読者の皆様方に小社の本をより確実にお届けさせていただくために，FAXでのご注文・住所変更届けを受けつけております．この機会に是非ご利用ください．

◎ご利用方法
　FAX専用注文書・住所変更届けは，そのまま切り離してFAX用紙としてご利用ください．また，注文の場合手続き終了後，ご購入商品と郵便振替用紙を同封してお送りいたします．**代金が5,000円をこえる場合，代金引換便とさせて頂きます．**その他，申し込み・変更届けの方法は電話，郵便はがきも同様です．

◎代金引換について
　本の代金が5,000円をこえる場合，代金引換とさせて頂きます．配達員が商品をお届けした際に，現金またはクレジットカード・デビットカードにて代金を配達員にお支払い下さい（本の代金＋消費税＋送料）．（※年間定期購読と同時に5,000円をこえるご注文を頂いた場合は代金引換とはなりません．郵便振替用紙を同封して発送いたします．代金後払いという形になります．送料は定期購読を含むご注文の場合は頂きません）

◎年間定期購読のお申し込みについて
　年間定期購読は，1年分を前金で頂いておりますため，代金引換とはなりません．郵便振替用紙を本と同封または別送いたします．送料無料，また何月号からでもお申込み頂けます．
　毎年末，次年度定期購読のご案内をお送りいたしますので，定期購読更新のお手間が非常に少なく済みます．

◎住所変更届けについて
　年間購読をお申し込みされております方は，その期間中お届け先が変更します際，必ずご連絡下さいますようよろしくお願い致します．

◎取消，変更について
　取消，変更につきましては，お早めにFAX，お電話でお知らせ下さい．
　返品は，原則として受けつけておりませんが，返品の場合の郵送料はお客様負担とさせていただきます．その際は必ず小社へご連絡ください．

◎ご送本について
　ご送本につきましては，ご注文がありましてから約1週間前後とみていただきたいと思います．お急ぎの方は，ご注文の際にその旨をご記入ください．至急送らせていただきます．2～3日でお手元に届くように手配いたします．

◎個人情報の利用目的
　お客様から収集させていただいた個人情報，ご注文情報は本サービスを提供する目的（本の発送，ご注文内容の確認，問い合わせに対しての回答等）以外には利用することはございません．

　その他，ご不明な点は小社までご連絡ください．

株式会社　全日本病院出版会　〒113-0033 東京都文京区本郷3-16-4-7F
電話03(5689)5989　FAX03(5689)8030　郵便振替口座 00160-9-58753

FAX 専用注文書

皮膚・形成 1602　　　年　月　日

○印	PEPARS	定価(税込)	冊数
	2016年1月～12月定期購読(No. 109～120；年間12冊)(送料弊社負担)	41,040 円	
	PEPARS No. 100　皮膚外科のための皮膚軟部腫瘍診断の基礎	5,400 円	
	PEPARS No. 99　美容外科・抗加齢医療―基本から最先端まで―	5,400 円	
	PEPARS No. 87　眼瞼の美容外科 手術手技アトラス	5,400 円	
	PEPARS No. 75　ここが知りたい！顔面のRejuvenation	5,400 円	
	バックナンバー(号数と冊数をご記入ください) No.		

○印	Monthly Book Derma.	定価(税込)	冊数
	2016年1月～12月定期購読(No. 239～251；年間13冊)(送料弊社負担)	40,716 円	
	MB Derma. No. 236　実践 子ども皮膚科外来 【新刊】	5,184 円	
	MB Derma. No. 229　日常皮膚診療に役立つアレルギー百科	5,832 円	
	MB Derma. No. 223　理路整然 体系化ダーモスコピー	5,184 円	
	MB Derma. No. 216　初歩から学べる皮膚科検査の実際	5,832 円	
	バックナンバー(号数と冊数をご記入ください) No.		

○印	瘢痕・ケロイド治療ジャーナル
	バックナンバー(号数と冊数をご記入ください) No.

○印	書籍	定価(税込)	冊数
	医療・看護・介護で役立つ嚥下治療エッセンスノート 【新刊】	3,564 円	
	複合性局所疼痛症候群(CRPS)をもっと知ろう	4,860 円	
	カラーアトラス 乳房外Paget病―その素顔―	9,720 円	
	スキルアップ！ニキビ治療実践マニュアル	5,616 円	
	今さら聞けない！小児のみみ・はな・のど診療Q&A Ⅰ巻	6,264 円	
	今さら聞けない！小児のみみ・はな・のど診療Q&A Ⅱ巻	6,264 円	

○	書名	定価	冊数	○	書名	定価	冊数
	超アトラス眼瞼手術―眼科・形成外科の考えるポイント―	10,584 円			実践アトラス 美容外科注入治療	8,100 円	
	イチから知りたいアレルギー診療	5,400 円			イチからはじめる 美容医療機器の理論と実践	6,480 円	
	見落とさない！見間違えない！この皮膚病変	6,480 円			アトラスきずのきれいな治し方 改訂第二版	5,400 円	
	図説 実践手の外科治療	8,640 円			腋臭症・多汗症治療実践マニュアル	5,832 円	
	使える皮弁術　上巻	12,960 円			使える皮弁術　下巻	12,960 円	
	匠に学ぶ皮膚科外用療法	7,020 円			目で見る口唇裂手術	4,860 円	
	多血小板血漿(PRP)療法入門	4,860 円			すぐに役立つ日常皮膚診療における私の工夫	10,800 円	

お名前　フリガナ　　　　　　　　㊞　　　診療科

ご送付先　〒　－　　　□自宅　□お勤め先

電話番号　　　　　　　　　　□自宅　□お勤め先

バックナンバー・書籍合計 5,000円以上のご注文は代金引換発送になります

―お問い合わせ先―
(株)全日本病院出版会営業部
電話 03(5689)5989
FAX 03(5689)8030

PEPARS

2007 年
No. 14 縫合の基本手技 **増大号**
　　　　編集/山本有平

2010 年
No. 37 穿通枝皮弁マニュアル **増大号**
　　　　編集/木股敬裕

2011 年
No. 51 眼瞼の退行性疾患に対する眼形成外科手術 **増大号**
　　　　編集/村上正洋・矢部比呂夫
No. 54 形成外科手術 麻酔パーフェクトガイド
　　　　編集/渡辺克益
No. 58 Local flap method
　　　　編集/秋元正宇

2012 年
No. 61 救急で扱う顔面外傷治療マニュアル
　　　　編集/久徳茂雄
No. 62 外来で役立つ にきび治療マニュアル
　　　　編集/山下理絵
No. 65 美容外科的観点から考える口唇口蓋裂形成術
　　　　編集/百束比古
No. 66 Plastic Handsurgery 形成手外科
　　　　編集/平瀬雄一
No. 67 ボディの美容外科
　　　　編集/倉片　優
No. 68 レーザー・光治療マニュアル
　　　　編集/清水祐紀
No. 69 イチから始めるマイクロサージャリー
　　　　編集/上田和毅
No. 70 形成外科治療に必要なくすりの知識
　　　　編集/宮坂宗男
No. 71 血管腫・血管奇形治療マニュアル
　　　　編集/佐々木　了
No. 72 実践的局所麻酔―私のコツ―
　　　　編集/内田　満

2013 年
No. 73 形成外科における MDCT の応用
　　　　編集/三鍋俊春
No. 75 ここが知りたい！顔面の Rejuvenation
　　　　―患者さんからの希望を中心に― **増大号**
　　　　編集/新橋　武
No. 76 Oncoplastic Skin Surgery
　　　　―私ならこう治す！
　　　　編集/山本有平
No. 77 脂肪注入術と合併症
　　　　編集/市田正成
No. 78 神経修復法―基本知識と実践手技―
　　　　編集/柏　克彦
No. 79 褥瘡の治療 実践マニュアル
　　　　編集/梶川明義
No. 80 マイクロサージャリーにおける合併症と
　　　　その対策
　　　　編集/関堂　充
No. 81 フィラーの正しい使い方と合併症への対応
　　　　編集/征矢野進一
No. 82 創傷治療マニュアル
　　　　編集/松崎恭一
No. 83 形成外科における手術スケジュール
　　　　―エキスパートの周術期管理―
　　　　編集/中川雅裕
No. 84 乳房再建術 update
　　　　編集/酒井成身

2014 年
No. 85 糖尿病性足潰瘍の局所治療の実践
　　　　編集/寺師浩人
No. 86 爪―おさえておきたい治療のコツ―
　　　　編集/黒川正人
No. 87 眼瞼の美容外科 手術手技アトラス **増大号**
　　　　編集/野平久仁彦
No. 88 コツがわかる！形成外科の基本手技
　　　　―後期臨床研修医・外科系医師のために―
　　　　編集/上田晃一
No. 89 口唇裂初回手術
　　　　―最近の術式とその中期的結果―
　　　　編集/杠　俊介
No. 90 顔面の軟部組織損傷治療のコツ
　　　　編集/江口智明
No. 91 イチから始める手外科基本手技
　　　　編集/高見昌司
No. 92 顔面神経麻痺の治療 update
　　　　編集/田中一郎
No. 93 皮弁による難治性潰瘍の治療
　　　　編集/亀井　譲
No. 94 露出部深達性熱傷・後遺症の手術適応と
　　　　治療法
　　　　編集/横尾和久
No. 95 有茎穿通枝皮弁による四肢の再建
　　　　編集/光嶋　勲

バックナンバー一覧

No. 96　口蓋裂の初回手術マニュアル
　　　　―コツと工夫―
　　　　　　　編集/土佐泰祥

2015 年
No. 97　陰圧閉鎖療法の理論と実際
　　　　　　　編集/清川兼輔
No. 98　臨床に役立つ 毛髪治療 update
　　　　　　　編集/武田　啓
No. 99　美容外科・抗加齢医療
　　　　―基本から最先端まで― 増大号
　　　　　　　編集/百束比古
No. 100　皮膚外科のための皮膚軟部腫瘍診断の
　　　　基礎 臨時増大号
　　　　　　　編集/林　礼人
No. 101　大腿部から採取できる皮弁による再建
　　　　　　　編集/大西　清
No. 102　小児の頭頚部メラニン系あざ治療のスト
　　　　ラテジー
　　　　　　　編集/渡邊彰二
No. 103　手足の先天異常はこう治療する
　　　　　　　編集/福本恵三
No. 104　これを読めばすべてがわかる！骨移植
　　　　　　　編集/上田晃一
No. 105　鼻の美容外科
　　　　　　　編集/菅原康志

No. 106　thin flap の整容的再建
　　　　　　　編集/村上隆一
No. 107　切断指再接着術マニュアル
　　　　　　　編集/長谷川健二郎
No. 108　外科系における PC 活用術
　　　　　　　編集/秋元正宇

2016 年
No. 109　他科に学ぶ形成外科に必要な知識
　　　　―頭部・顔面編―
　　　　　　　編集/吉本信也

各号定価 3,240 円．ただし，No. 14, 37, 51, 75, 87, 99, 100 は増大号のため，定価 5,400 円．
在庫僅少品もございます．品切の場合はご容赦ください．

（2016 年 2 月現在）

本頁に掲載されていないバックナンバーにつきましては，弊社ホームページ(http://www.zenniti.com)をご覧下さい．

全日本病院出版会　　検索　click

2016 年 年間購読 受付中！
年間購読料　41,040 円（消費税込）（送料弊社負担）
（通常号 11 冊，増大号 1 冊：合計 12 冊）

次号予告

形成領域におけるレーザー・光・高周波治療

No.111（2016年3月増大号）
編集／東海大学准教授　　河野太郎

毛細血管奇形（単純性血管腫）の
　標準的レーザー治療……………野村　　正
乳児血管腫に対する最近のレーザー治療
　……………………………………横尾　和久ほか
毛細血管拡張症のレーザー治療…山下　理絵ほか
太田母斑の標準的レーザー治療…堀　圭二朗ほか
異所性蒙古斑のレーザー治療……今川孝太郎ほか
扁平母斑のレーザー治療…………王丸　陽光ほか
黒子の標準的炭酸ガスレーザー治療
　……………………………………尾崎　　峰ほか
老人性色素斑の標準的レーザー治療
　……………………………………木村　広美ほか
脂漏性角化症の標準的レーザー治療
　……………………………………南　　史歩ほか
機器によるしわ治療………………大城　貴史ほか

ウルセラ（HIFU）によるたるみ治療
　……………………………………石川　浩一
成熟瘢痕の高周波治療……………山本　有紀ほか
肥厚性瘢痕のレーザー治療………小川　　令
Coolsculpitingによる冷却脂肪融解術
　―3施設共同調査報告―………青木　　律ほか
刺青のレーザー治療………………葛西健一郎

掲載広告一覧

シネロン・キャンデラ	表2
エムエムアンドニーク	表3
ジェイメック	表4
メトラス	前付6
ルートロニックジャパン	前付7
ガデリウス・メディカル	前付8

編集顧問：栗原邦弘　東京慈恵会医科大学前教授
　　　　　中島龍夫　慶應義塾大学名誉教授
編集主幹：百束比古　日本医科大学名誉教授
　　　　　光嶋　勲　東京大学教授
　　　　　上田晃一　大阪医科大学教授

No.110　編集企画：
　山下　理絵　湘南鎌倉総合病院部長

PEPARS　No.110
2016年2月10日発行（毎月1回10日発行）
定価は表紙に表示してあります。
Printed in Japan

発行者　末定広光
発行所　株式会社　全日本病院出版会
〒113-0033　東京都文京区本郷3丁目16番4号
　　電話（03）5689-5989　Fax（03）5689-8030
　　郵便振替口座 00160-9-58753

Ⓒ ZEN・NIHONBYOIN・SHUPPANKAI, 2016

印刷・製本　三報社印刷株式会社　電話（03）3637-0005
広告取扱店　㈱日本医学広告社　電話（03）5226-2791

- 本誌に掲載する著作物の複製権・翻訳権・上映権・譲渡権・公衆送信権（送信可能化権を含む）は株式会社全日本病院出版会が保有します．
- JCOPY ＜（社）出版者著作権管理機構　委託出版物＞
  本誌の無断複写は著作権法上での例外を除き禁じられています．複写される場合は，そのつど事前に，（社）出版者著作権管理機構（電話 03-3513-6969，FAX 03-3513-6979，e-mail: info@jcopy.or.jp）の許諾を得てください．
- 本誌をスキャン，デジタルデータ化することは複製に当たり，著作権法上の例外を除き違法です．代行業者等の第三者に依頼して同行為をすることも認められておりません．